ダイエットに　免疫力アップに　疲労回復に!

＼こう食べれば身体が変わる／

アミノ酸食事術

薬剤師・薬学研究者
加藤雅俊

講談社

はじめに

巷にはいろいろな情報があふれています。

「アミノ酸」という言葉を知らない人はいないとしても、では何をしているもの？と聞かれると明確に答えられる人は少ないと思います。

この本を手にされた方は、少なからずダイエットを試みた経験があると思いますが、成功したでしょうか？　ほとんどの方があまり効果を得られずに、違う方法へと移っていき、現在に至っていませんか。

このダイエットの鍵を握るのが「アミノ酸」になります。そして、調味料として使われているのもアミノ酸です。アミノ酸は、生命の根源的なものであったり、うまみ調味料になったりもする、実に不思議な物質です。

はじめに

私が大学で学ぶなかで驚いたことが「人間の体がたった20種類のアミノ酸でできている」ということでした。この20種類のアミノ酸の組み合わせによって、髪の毛や皮膚、筋肉や血液だけではなく、脳内ホルモンなども作られる。また、その組み合わせ方が、人それぞれの遺伝子によって決まってくる。

20種類のアミノ酸の「単独での働き」や「組み合わされたもの」が、体のどのようなところに使われ、役に立っているか知りたくありませんか。

どの食品や食材を食べれば、アミノ酸の働きで、脂肪を燃焼しやすくなったり、免疫力がついたり、筋肉がついたり、慢性的な疲労がとれやすくなったりするのでしょうか。本書では、わかりやすく説明し、具体的な食事のメニューも掲載しました。

いままでも、アミノ酸について学術的な本はたくさんありました。本書をまとめたのは、もっとわかりやすく具体的にアミノ酸の魅力を多くの人に知ってもらいたい、また、健康な体を維持するためにアミノ酸を役立ててもらいたい、という思いからです。

本書を手にとった方が、アミノ酸の多彩な機能やその摂取法などの知識を得て、生活をより豊かにしていただければ幸いです。

加藤雅俊

目次

第2章 あらゆる不調はアミノ酸が解決する 43

第3章 「健康にいい食事」の落とし穴

第4章 不調別 アミノ酸メニュー 151

第1章

血圧のプロがたどり着いた「最強の食事」

いい加減な食事が招いた足切断の危機！

いまでこそ、健康な食事、そして適度な運動の必要性について説いている私ですが、かつては「どの口が言っているんだ」というような生活を送っていました。

当時の私は東京と名古屋の2ヵ所に拠点を置いて仕事をしていたため、自宅のない東京にいるときはホテル暮らし。すると外食が多くなるのはもちろん、遅くに仕事が終わると、夜ごはんが丼ものや麺類など、すぐに食べられるようなものばかりになっていました。さらに睡眠不足、運動も一切していない。そんな生活がかれこれ10年も続きました。

その結果、何が起こったかと言いますと……、何と、足が腐ったのです！

最初はただの水虫でした。それでとくに気にせず放っておいたところ、しばらくして化膿してきて、次第にジュクジュクと悪化し、あれよあれよと腫れあがってきたのです。

さすがにこれはマズイと思って、きちんと病院へ行って治療することにしました。ところが……、そのときにはすでに患部が腐って穴があいて、骨が見えるまでに悪化してしまっていたのです。医者には「このまま放っておいたら足、切断だよ」と言われて、あわてて毎日薬を塗ってガーゼを貼り替え……と、真面目に治療を始めたわけです。

ところが、これがまた簡単には治らないのです。というのも10年もの間、無理に無理を重ねた生活で体を酷使していましたから、免疫力がすっかり落ちてしまっていたのでしょう。それでも仕事は休めませんから、結局何ヵ月もの間、足を引きずりながら名古屋と東京を往復し続け、セミナーや講演、撮影をおこない……と、何とか乗り切った次第です。本当にそのときは、歩くたびに足がグチョグチョとなって、このまま治らなかったらどうしようという恐怖に襲われました。

思えばこの頃は、知らないうちに肺が真っ白になっていたり、帯状疱疹にかかったりと、さまざまな身体トラブルに見舞われていました。

ずっとのどの奥が白っぽくなっているので、「あれ？　ヨーグルト食べ過ぎたかな」などと思っていたら、実はそれは菌で、風邪もひいていないのに肺炎を起こしていたのです。病院に行くと「即、入院してください」と言われましたが、仕事があったので入院はできない。仕方がないので、毎朝8時に病院で点滴を受けてから仕事に行く、という方法で何とか治したのですが、ちゃんと休まないので免疫力が低いままですから、とにかく時間がかかってしまいました。あまりに治らないので、会社スタッフに「先生、もうちょっとちゃんとした病院に行ったほうがいいんじゃないですか？」と言われてしまったくらい。しかし大きな国立病院という、これ以上ないというほど、ちゃんとした病院に通っていたんですよね……（笑）。

そんな死ぬような思いを何度かしまして、さすがにいまの生活は続けていられないなと痛感。拠点を東京1ヵ所に絞ることを決め、生活についても徹底的に改善をはかることにしました。

40代ぐらいまでは、まだまだ体が言うことを聞きますから、何とか鞭打って頑張れるものです。それで、ある日バタッと倒れる人もいます。私は幸い、このような大きなサインがあったので生活を見直すことができましたが、人によっては「そんなこと言っていられない！」と無理を続け、最悪の場合、亡くなってしまうわけです。

いまは食事に気を遣っていますし、運動もしっかりおこなっています。やはり生活を改善すると、明らかに自分のなかで元気になった、というのがわかりました。朝の目覚めがよかったり、天気のいい日は自然と外に出かけたくなったり……。

昨今は、出かけるのが億劫になったり、何もやる気がせず引きこもってしまったり、という人が増えていると聞きます。それも実は、かつての私のように、忙しいという理由で、**簡単に済ませられる食事や運動不足が原因となっている可能性が高い**と思われます。詳しい理由は後で説明しますが、栄養や運動の不足によってセロトニンという脳内ホルモンが不足し、うつのような状態になってしまうのです。

大病を乗り越え、たどり着いた最強の朝食

生活を改善していくなかで、私は大学や製薬会社の研究職で得た知識に加えて、あ

りとあらゆる論文を読み、かつ自分でも実践をして、最終的に「これが体にとってベストといえる食事と運動だ」といえるものにたどり着きました。エビデンスがありますし、私の体で効果も検証済みですから、非常におすすめです。

まずは、私がたどり着いた「**最強の朝食**」について紹介したいと思います。

その鍵は、ズバリ〝**アミノ酸**〟です。

「アミノ酸ってよく聞くけど正確にはどういうもの？」と思われたかもしれませんが、それについては第2章で詳しく説明したいと思います。ですからここではとりあえず、〝**アミノ酸≒タンパク質**〟と思っていただいてかまいません。実際、タンパク質とはアミノ酸が複数連なってできているものです。

なぜ「アミノ酸」なのかということについても、後で詳しく説明します。ここでは**「これさえ食べておけば大丈夫」という朝食メニュー**をお伝えしたいと思います。

外で働いている人にとって、昼や夜はなかなか自分の思い通りの食事を摂ることは難しいと思われます。でも朝食なら、頑張って少しだけ早めに起きれば、自分の裁量で準備し食べることができるもの。

忙しくて疲労が溜まりがちな人、効率よくやせたい、あるいは健康になりたいという人は、朝食を工夫するだけでも、大きく違ってくると思いますので、ぜひ試してみてください。

【和食の場合】

- **納豆卵かけごはん**
- **具沢山の野菜入りみそ汁**

※時間がないときは……

・納豆卵かけごはんだけでもＯＫ。
・みそ汁は、みそを熱湯で溶いたものを飲むだけでもＯＫ。

【洋食の場合】

・ベーコン、卵、レタスのサンドウィッチ
・カフェオレ

※時間がないときは……
・ベーコンや卵を調理する時間がないときは、パンにハムとレタスを挟むだけでもＯＫ。
・カフェオレの代わりに、市販の粉末スープを牛乳で溶いたカップスープでもＯＫ。

このメニューを見て、「え、こんな簡単なものでいいの？」と拍子抜けしたかもしれません。でも、これで本当に十分なのです。

「朝食が一番大事。朝食はしっかり食べないとダメ」とよく言われます。私もこの説には大賛成ですが、だからといって、朝から手間暇かけて豪勢な食事を作る必要はありません。これらのシンプルなメニューで、体に必要な栄養素をきちんと摂取できるからです。

食事を摂る際に何よりも意識してほしいのは、糖質を減らすことでもなく、脂質を減らして野菜をたっぷり摂ることでもありません。

大事なのは、タンパク質、炭水化物（糖質）、ビタミンやミネラルといった栄養素をまんべんなく摂ること。そういう意味でこの朝食メニューは、手軽ながら非常にバランスが良いのです。

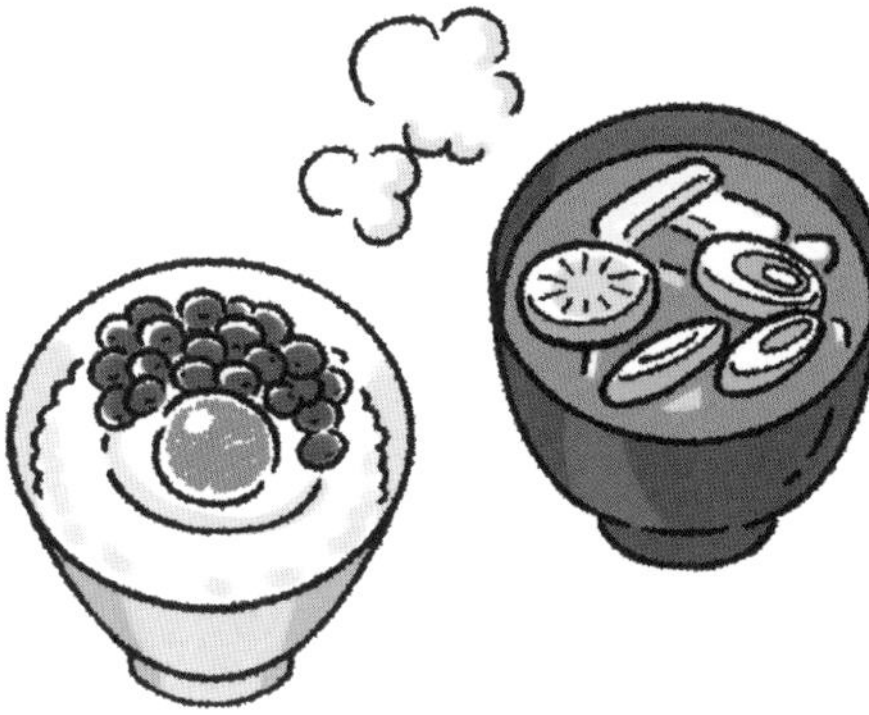

まず和食メニューですが、納豆と卵という食材には、タンパク質が豊富に含まれています。さらに、炭水化物のお米。もちろんこれらを別々に食べてもかまいませんが、納豆卵かけごはんにしてしまったほうが早く食べられますし、何より醤油をかけた納豆卵かけごはんは本当に美味しいですよね。日本人にはとてもなじみのあるメニューで、毎日食べても飽きません。昼食や夕食とは違い、あれこれ考えずに済ませたい朝食にはうってつけです。

これに、具沢山のみそ汁があれば、野菜

も摂れますから最強です。

野菜入りみそ汁には良い点が2つあって、1つは**野菜の栄養素を逃がさない**こと。野菜をゆでたり炒めたりすると、どうしても栄養素が外に流れ出てしまいます。でも汁物なら、流れ出た栄養素も一緒に飲むことができますから、栄養摂取効果がとても高いのです。

また、みそは大豆から作られていますが、**大豆にはタンパク質が豊富に含まれています。**

タンパク質が大事と言われても、朝に肉や魚のような重たいものは食べられない、という人は多いのではないでしょうか。でも、納豆やみそのような植物性タンパク質ならあっさりしているので食べやすい。忙しいときは、具なしでみそを溶いたものを飲むのでもいい、というのはこういう理由なのです。みそにはうまみ成分もたっぷり含まれていますので、だしも、この場合は無くても構いません。

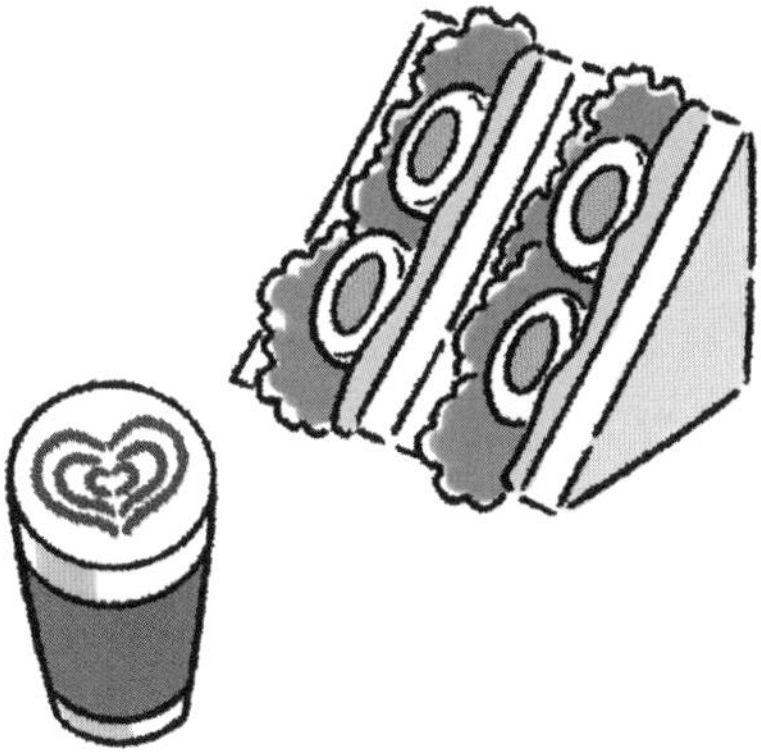

洋食メニューはどうでしょう？
こちらも**パンが炭水化物、ベーコンと卵がタンパク質、レタスがビタミンやミネラル、と最低限必要な栄養素を押さえています。**
ただ、忙しい朝に、卵やベーコンを調理する時間はないかもしれません。そのような場合は、そのまま食べられるハムなどの加工製品に置き換えれば、栄養バランス的には何の問題もありません。
このサンドウィッチだけの朝食でも充分

なのですが、せっかくなら何か一緒にドリンクを飲みたいですよね。コーヒーを飲む人が多いかもしれませんが、できればカフェオレにして牛乳のタンパク質をプラスして摂取するのがおすすめです。コーヒー系のドリンクが苦手な人は、粉末スープを温めた牛乳で溶いて飲むと良いでしょう。

朝食に糖は絶対必要！

ここに紹介した朝食メニューは、手軽に作って食べられるものです。どんなに忙しくても、最低、これくらいの朝食は摂ってほしいと思います。

それでも、どうしても朝食を準備している時間がない、という朝はあるかと思います。そういうときは、チョコレートを何粒かだけでも食べてください。これは究極の手段ですが、午前中の私たちに絶対必要な栄養は糖です。糖質を入れないことには脳が働きませんから、**何も食べずに出勤することだけは絶対にやめてほしい**と思います。

一時期、バターコーヒーだけを飲むという朝食が流行りました。

バターコーヒーとは、コーヒーにMCTオイル*と無塩バターを入れ、ブレンダーで攪拌したもの。アメリカ・シリコンバレーのIT起業家の間で、「脳のパフォーマンスを最大化する」と大流行したのです。朝に糖質を摂ると眠くなったりボーッとしたりしてしまうので、糖を摂らずに腹持ちを良くできる朝食は何かと考え、このバターコーヒーにたどり着いたようです。でも、これはおかしな話です。

というのも、私たちが眠たくなってしまうのは糖質を摂ったからではなくて、食事を摂ったからというのが、その理由です。

私たちの胃を動かしているのは、副交感神経です。そして副交感神経が活発になればなるほど、人はどんどん眠たくなります。つまり、朝食や昼食を摂った後に眠たくなるのは、消化活動のために副交感神経が優位になったから。糖質だけが原因ではないのです。

でなければ、私たちはチョコレートを食べると眠たくなるはずですが、実際はチョコを食べたからといってすぐに眠くなったりはしませんよね。

問題はお腹の満腹度なのです。お腹に何かを入れれば、胃腸を動かすために副交感神経が優位になります。たくさん入れれば、当然それだけ消化にも時間がかかりますから、副交感神経はずーっと上がりっぱなしのまま。

丼ものや麺類など、がっつりしたお昼ごはんを食べた後、2〜3時間後に強い眠気がくるのは、ちょうど消化活動がピークになる時間帯だから。そんなときは、**ちょっと体を動かして交感神経を活発にすればいいだけ。糖質を制限したり、食べる量を減らしたりする必要なんてないのです。**

このことからも、眠たくならないために糖質を摂らない、というのは誤った考え方だと言えます。脳のパフォーマンスを上げたいのであれば、むしろ糖質が絶対必要。エネルギーが空っぽになっている朝や、本当にお腹が空いてたまらないとき、私たちは肉や野菜よりも、まずお米やパンなどを食べたいと思いますが、そういう理由なのです。

＊ＭＣＴ（Medium Chain Triglyceride）：中鎖脂肪酸油。エネルギーとして使われ、脂肪として蓄積しにくいため、ダイエットに効果的として使われている。

シリコンバレーのスーパーでの衝撃

食べることの重要性がわかっていない人もいます。

これは私が実際にこの目で見て衝撃を受けたことですが、シリコンバレーのスーパーマーケットに行くと、**棚一面にチョコレートバーの山。**しかもすごい種類なのです。彼らはとにかく仕事が優先順位の一番なので、食べることにさほど興味がなく、時間が惜しいので、効率よくエネルギーと栄養を摂取したいと考えています。だから、手軽に栄養が補給できるチョコレートバーのようなものばかり食べているのです。この光景を見たとき私は、怖いなあ、と思ったものです。

そのスーパーで売られているものは、大半が効率の良い栄養バーとサプリメント。そして棚の下段には、ペットのためのビタミン剤がズラリと並んでいました（苦笑）。

もちろん野菜も売られているのですが、彼らは見向きもしません。とにかく食べることにかかる時間を短くしたいので、調理が必要な食材は論外なのでしょう。

たしかに吸収効率だけを考えれば、栄養バーも良いのですが、これは、たまに食事の時間がどうしても取れない場合だけにしてください。もし毎日のように食べ続けているとどうなるかというと、胃や腸での消化の働きが弱くなってきて、消化酵素が必要最低限しか作られなくなり、消化に時間がかからない栄養バーに合った体になっていきます。

案の定、私の友人であるＩＴ会社の社長も同じような食事を何年もしていて、たまにスタッフと一緒に食事をするといつも腹痛を起こし、お腹を下していたそうです。いつも消化器官を最低限しか使わない食事をしていたので消化ができず、食事をするたびにお腹を下すわけです。本人は、お腹を下すのが嫌で、ふだんの食事を栄養バーで済ませていたというのです。現在は食事指導を受けて、なんでも食べられるようになりました。

アミノ酸に注目したきっかけは同僚のうつ

私がアミノ酸、すなわちタンパク質をしっかり摂る食事に注目したのは、製薬会社の研究所にいたときの、ある体験がきっかけです。

私たち研究部門の人間は、一日中部屋に閉じこもって研究をしています。そうすると、太陽に当たらない、あまり動かない、という生活になります。そんな生活が長く続くと、「うつ」のような状態になっていくのです。

最初は、なぜ多くの同僚たちがそんなにメンタルをやられていくのか、とんとわかりませんでした。「頑張りが足りないのかな？」とか「何かプライベートで辛いことを抱えているのかな？」などと思って、熱心に話を聞いたり、一生懸命励ましたりしていました。でも、全く効果がない。

そこでうつについて詳しく調べていくと、脳のメカニズムが関係しているとわかりました。さらに、うつの鍵を握っているといわれるセロトニンという脳内物質に行き当たりました。ならばセロトニンはどう作られるのだろう？　と調べていくと、日光や、摂取する食べ物が関係しているとわかりました。ではその食べ物とは何だ……？と、掘り下げていくうちに、トリプトファンというアミノ酸のひとつにたどり着きました。

そこから「アミノ酸とは一体どういうものだろう？」と興味を持ち研究していく

と、どうやら人間に必要なアミノ酸というのは20種類ある、とわかりました。そのひとつひとつの役割も調べていったところ、**アミノ酸とは脳どころか、私たちの体の大部分を構成しているもの**だとわかったのです。つまり、生命維持に欠かせない成分ということです。

アミノ酸のひとつひとつは目に見えない小さなものですが、それがさまざまに組み合わさってあらゆるパーツ（髪や皮膚、脳、ホルモンなど）となり、私たちの体を動かしています。そう聞くと、とてつもなく重要なものだということがわかりますよね。多くの電子機器は半導体がないと動きませんが、アミノ酸はまさに、私たちの体における半導体のようなものと言えるでしょう。トリプトファンというアミノ酸が足りないだけでも心のバランスが崩れてしまうこともあるのです。

その頃、私は、研究所で糖尿病に関する研究をおこなっていて、インスリンについて調べていたときに、このインスリンも実はアミノ酸でできている……、どうやらアミノ酸は思っている以上に重要なものだぞ、と認識をあらためたのです。

アミノ酸は血圧を下げる鍵も握っている！

その後、長きにわたってアミノ酸についても研究を続けていますが、驚くのはいまも、アミノ酸の新たな効能を証明する論文が発表され続けていることです。

私はこれまで薬に頼らず血圧を下げる方法の研究を続けてきました。その過程で、ストレッチは血圧を下げるのに非常に有効だとわかりました。詳しくは『1日1分で血圧は下がる！』『血管を鍛えるとすべてよくなる！』（いずれも講談社）などの著書で解説しているのですが、簡単にいうと、**ストレッチすることで、血管内壁から、血管を柔らかくする「NO《エヌオー》（一酸化窒素）」という物質が分泌されるから**です。

この「NO」は血栓ができるのを防いだり、傷ついた血管を修復し血管が厚くなるのを防いだりするなど、本当にすごい物質です。それゆえ「NO」を発見したルイス・J・イグナロ、フェリド・ムラド、ロバート・F・ファーチゴットの3名の研究者は、1998年にノーベル医学・生理学賞を受賞しているほどです。

そこで私は、「NO」分泌を促すために、効率的に血管に刺激を与えるにはどうしたら良いのか？　ということを考えました。それが**加藤式降圧体操、または加藤式血管トレーニング**です。

血管に刺激を与えるには、血管周辺の骨格筋を動かすことが有効。これらの体操は、その骨格筋を簡単に、まんべんなく動かせるようにと、私が考案したものです。

「NO」分泌を促せるほど骨格筋をしっかり動かすとなると、筋トレをしたり、またはランニングや水泳などの有酸素運動をおこなわなければならないのではないか、と思っている人が多いかと思います。でも実は、そんな激しい運動でなくても、**ストレッチレベルの軽い運動で「NO」は十分に分泌される**、ということがわかっています。

実際、私が考案したこれらの体操を、高血圧に悩まれている方たちに続けてもらったところ、平均して、上は20〜50mmHg、下は20〜30mmHgほど下がった、という結果が得られました。

ではなぜ骨格筋を動かすだけで、「NO」を分泌させることができるのでしょう？単に骨格筋が血管に刺激を与えるから、というだけでは納得できないものがあります。そこで私は、「骨格筋を動かすことで、何か骨格筋からNOを発動させるような物質が出るのではないか」と考えました。そこから調べていったところ、**ＩＬ－６（インターロイキン－６）**という物質に行き当たったのです。

このＩＬ－６は、骨格筋から分泌されて血管内壁を刺激することで、「ＮＯ」の放出増加を促進させます。つまり、〝**ＮＯ合成レベルを向上させる物質**〟と言えるでしょう。

そしてＩＬ－６は、激しい運動をしなくても、骨格筋を伸長させるストレッチレベルの運動で十分に分泌される、ということもわかっています。

アミノ酸の摂取を邪魔する〝野菜中心の食事〟

ＩＬ－６は「ＮＯ」分泌を促進するだけでなく、抗体を作る免疫細胞などにも作用することがわかっています。したがって、ストレッチをしてＩＬ－６が分泌されると、さまざまな菌やウイルスに負けない強い体になる、という効果も大いに期待できます。よく「運動をすると元気になる」というのも、こういったＩＬ－６の働きが関係しているのです。

そしてこの**ＩＬ－６も、アミノ酸で構成された物質**です。骨格筋からＩＬ－６を分泌しやすくするには、その材料であるアミノ酸を豊富に含んだ食事を摂ることも大切です。つまり、血圧を下げるためには「ＮＯ」の分泌を促進させるＩＬ－６というアミノ酸由来の物質の働きが大事で、食事でアミノ酸を豊富に摂ることが必要になってくるのです。

血圧に限らず、アミノ酸を豊富に含む食事の摂取はさまざまな有効性があります。一方で、昨今は野菜中心の食事が人気となっています。栄養面を考えて、野菜をしっかり摂ることは重要ですが、残念ながら、**野菜だけでは体の健康を維持するのに十分なアミノ酸を摂取できません。**第2章で詳しく説明しますが、体に必要なアミノ酸は、肉や魚、乳製品や大豆など、タンパク質豊富な食品に多く含まれているからです。

野菜を重視するのと同じくらい、肉や魚などからタンパク質をどのように摂るかについて考えてほしいのです。

野菜偏重の食生活は、貧血も引き起こしやすくなります。実は鉄分は、タンパク質と一緒でなければ赤血球に取り込まれにくい、という性質があるからです。

鉄分には、赤血球に取り込まれやすいヘム鉄と、取り込まれにくい非ヘム鉄があります。ヘム鉄は〝還元型〟といって、タンパク質が結合したそのままの形で腸から赤血球に取り込まれます。しかし非ヘム鉄は、そのままの形では取り込まれず、いったん肝臓に運ばれ、そこでタンパク質と結合してから、血液に乗って体全体に運ばれます。つまり植物から摂取する鉄分は、体の必要なところに運ばれるまでに時間がかかるということです。

鉄欠乏性貧血でフラフラしているというようなときは、レバーのように、もともとタンパク質と鉄分が結合している食材を摂取してください。効果が早く出ることが期待できます。

鉄分はタンパク質と結合しないと、異物と判断されていったん排除されてしまいます。だから体に同化できるよう、タンパク質とくっつくのです。タンパク質は体を作るだけでなく、必要な栄養分を体内に取り込む役割も担っているということ。「ここを通過していいよ」と関所で渡される手形のようなものだとも言えるでしょう。

現代人が鉄分不足になりやすいワケ

では肉類をあまり食べていなかった昔の人は、皆、鉄欠乏性貧血を起こしていたのでしょうか。そうではありません。というのも昔は鉄の鍋や鉄瓶、あるいはぬか床の鉄くぎなど、鉄の調理器具を多く使用していたからです。そこから毎日、コンスタントに少しずつ鉄が体内に入ってきていたのです。

しかし最近では、鉄の調理器具は焦げ付きやすかったり、手入れも大変だったりすることから、使用している家庭は少ないですよね。日々の調理で鉄が体に入ってきにくいので、食べ物から直接摂るしかありません。このとき野菜から必要量の鉄分を摂るとなると、吸収率も考慮してかなりの量の野菜を食べなくてはなりません。非常に効率が悪いのです。

サバンナの肉食動物が、草食動物を捕獲して食べるというのは、実は非常に理にかなった行動でもあります。草から鉄分を摂るのでは、時間もエネルギーもかかって大変すぎる。ならば、すでに植物から鉄分を摂取した草食動物の栄養の貯蔵庫である肝臓など内臓を食べれば早いじゃないか、ということで、本能的に肉食となったのかもしれません。

彼らは肉を食べているようで、実は草食動物から摂取した植物由来の栄養をしっかり摂っているのです。

第2章

あらゆる不調はアミノ酸が解決する

私たちの体はアミノ酸でできている

タンパク質が筋肉や血管、皮膚、髪の毛、爪など、体のほとんどの組織を作っているということは、皆さん、何となくご存じではないでしょうか。

ではそのタンパク質は一体何から作られているかというと「アミノ酸」です。**アミノ酸とはタンパク質の最小単位であり、このアミノ酸が50個以上結合したものがタンパク質です。**

ちなみにアミノ酸の結合数が2個から49個以下のものは、ペプチドと言われます。最近、よく健康ドリンクなどで、このペプチドを含んだものが宣伝されていますので、耳にしたことがある人も多いかと思います。

アミノ酸のうち、人間にとって必要なものは全部で20種類あります。それぞれの食材で結合していた20種類のアミノ酸は、私たちの体内に取り込まれるといったんバラバラに分解されます。そしてそれぞれ、全身の必要なところへ運ばれ再合成して吸収されます。

筋肉や血管、皮膚、髪など、作られるものによって20種類のアミノ酸の組み合わせは違っているのですが、その組み合わせ数はなんと約10万もあると言われています！すごいと思いませんか、**たった20種類のアミノ酸だけで、私たちの体の大部分を作っている**と思うと、アミノ酸のことをもっと知りたくなってきたのではないでしょうか。

筋肉や血管、髪の毛といった私たちの体のパーツは、それぞれに必要とするアミノ酸が違います。それを決定づけているのが遺伝子です。

ですから、たとえばお肉を食べたとき、アミノ酸は消化器官で最小単位にバラバラにされ、そのなかから、人間の体に必要な栄養成分だけが吸収され、血液の流れにのって、必要な場所に運ばれます。そして、必要のないものは、そのまま大腸に運ばれて、最終的に便となって排出されます。

アミノ酸は体のいたるところで活躍している

私たちの体の各パーツは、それぞれに必要とするアミノ酸が違います。たとえばある食材中にある100個のアミノ酸のうち、「この部位には、このアミノ酸とこのアミノ酸だけ欲しい」といった具合です。

そして、せっかくアミノ酸の豊富な食材を摂取しても、アミノ酸がつながったままの状態だと、必要なアミノ酸だけを取り出すことができません。そのため、つながったアミノ酸を小腸で分解し吸収しているのです。

アミノ酸は、私たちの体を作るだけでなく、それ以外の働きもあります。たとえば、以下のような働きです。

- **脳内ホルモンや神経伝達物質の生成**
- **筋肉を作る**
- **免疫力アップ**
- **血流促進**
- **睡眠の質の改善**
- **美肌効果**

こうした働きを知ると、アミノ酸がとても大事であることが、わかっていただけたのではないでしょうか。

実は〝非必須アミノ酸〟のほうが重要？

人間にとって必要なアミノ酸は20種類あると言いましたが、その20種類は、さらに2つに分類することができます。それは**9種類の「必須アミノ酸」**と、**11種類の「非必須アミノ酸」**です。

どう違うかと言いますと、人間が進化してきた過程で、体内で自ら作ることができるようになったのが「非必須アミノ酸」。反対に、自ら作ることができないのが「必須アミノ酸」です。自ら作ることができないので、外から摂取する必要があり、それ

必須アミノ酸と非必須アミノ酸

必須アミノ酸 体内で作ることができない	非必須アミノ酸 体内で作ることができる
BCAA（分岐鎖アミノ酸）	アラニン
バリン	グルタミン
ロイシン	アルギニン
イソロイシン	グルタミン酸
メチオニン	アスパラギン酸
フェニルアラニン	アスパラギン
トリプトファン	システイン
ヒスチジン	プロリン
スレオニン	グリシン
リジン	セリン
	チロシン

ゆえ「必須」という呼び方になったのでしょう。

「非必須アミノ酸」のほうが体にとって重要だったため、進化の過程で自ら作り出せるようになったのではないか、と言っている学者もいて、実際はそうだったのかもしれません。

非必須アミノ酸は、疲労回復や睡眠の質の向上に使われるなど重要な役割を持つものが多く、足りないととんでもないことになるので、長年の進化の中で、自力で作り出せるようになった可能性は大いにあります。

これは、同じく体にとって欠かせないビタミンCと重ねて考えてみてもあり得る説です。

実は、ほとんどの動物は、自分の体内でビタミンCを作り出すことができます。でも、人間や猿は作り出せないのです。だから私たちは意識してビタミンCの摂取に努めているわけですが、逆に考えると、ふだんの食事から充分な量が摂取できているので、わざわざ頑張って体内で作らなくていいや、と進化していったのかもしれません。それよりも、たくさん必要だけど食事では足りないものが、優先して体内生成されるようになったのではないでしょうか。

ですから**「必須」「非必須」というネーミングに惑わされず、どちらのアミノ酸もバランスよく摂取するようにしてほしいと思います。**

以下では、それぞれのアミノ酸について、順に説明していきましょう。

BCAAは特に重要なアミノ酸

必須アミノ酸9種のうち、「バリン」「ロイシン」「イソロイシン」の3つは、一部で枝分かれするような分子構造を持つという特徴があり、**分岐鎖アミノ酸（BCAA**

＝Branched Chain Amino Acid) と呼ばれます。ＢＣＡＡは食物中の必須アミノ酸の約50％を占め、人間の体になくてはならない重要なものです。

ＢＣＡＡは筋肉中に多く存在するアミノ酸です。運動中に失われやすい成分で、**筋肉を構成しているタンパク質を作るスピードを調整する働き**があります。研究では、ＢＣＡＡを毎日14g摂ったグループは8週間後にスクワットやベンチプレスで筋力向上や筋肥大効果が認められました。

運動時のエネルギー源として重要なだけでなく、持久力を高めたり、筋肉痛を軽減したりするなどの研究報告もあります。ＢＣＡＡは、魚ではマグロやカツオ、肉では鶏の胸肉やもも肉に含まれ、牛乳や卵にも多く含まれます。

■バリン＝肝臓を元気にするアミノ酸

ＢＣＡＡのうち、バリンは、**筋肉の強化に効果的なアミノ酸**です。また、体にとって有毒なアンモニアを脳に行かせないよう、血液中の窒素のバランスを調整しアンモニア代謝を高めて、肝臓をサポートします。バリンは小麦粉やマグロ、カツオといった魚類、鶏肉をはじめとした肉類、さらに大豆、卵にも多く含まれています。

■ロイシン＝肥満改善におすすめのアミノ酸

食欲を抑制するアミノ酸です。ＢＣＡＡのなかでも、ロイシンは**筋タンパク合成を促す重要な役目**を果たしています。運動後は、筋肉を補修するためにロイシンが食欲を抑制しますので、**肥満改善にもおすすめ**です。

また、血糖値コントロールや、筋グリコーゲンの合成など、筋肉や肝臓にとって非常に大切な働きをするアミノ酸です。動物性タンパク質に多く、牛肉や豚肉のとくにレバー、またアジやサケ、カツオ、チーズなどの乳製品に多く含まれています。

■**イソロイシン＝血糖値コントロール、糖尿病予防に**

血液中の糖の骨格筋への取り込みを促進する働きがあり、糖尿病の予防効果が期待できます。取り込んだ糖は骨格筋を動かすエネルギーとして使われます。鶏肉や豚肉、マグロ、サバ、牛乳やチーズなどの乳製品に多く含まれています。

ＢＣＡＡ以外の必須アミノ酸

ここまでが、ＢＣＡＡという重要なアミノ酸です。つづいて、ＢＣＡＡ以外の必須アミノ酸についても説明していきましょう。

■**メチオニン＝髪の毛の健康維持やアレルギー改善に**

髪の毛の健康を保つために重要なアミノ酸です。脂質代謝にも関与し、**肝機能の維持・改善もサポート**。アレルギーを起こすヒスタミンを抑制する作用もあります。肉類や魚類、牛乳、卵など、動物性タンパク質に多く含まれています。なかでも、かつお節がおすすめです。

■フェニルアラニン＝イライラに効く精神安定におすすめアミノ酸

神経伝達物質の材料で、**精神を安定させる働き**があります。食事から体内に取り込まれるとチロシンに変換して、脳内へと移動し、ドーパミンなどへと変換されます。小麦粉、卵、大豆、ピーナッツなどのナッツ類に多く含まれます。

■トリプトファン＝うつ改善におすすめアミノ酸

神経伝達物質であるセロトニンの重要な材料です。セロトニンはドーパミン（喜びや快感）やノルアドレナリン（恐怖や不安）の過剰な働きをコントロールする役割を持つ神経伝達物質で、別名「**幸せホルモン**」とも呼ばれています。

セロトニンが低下すると感情のコントロールが効かなくなり、怒りっぽくなったり、落ち込んだりと「うつ」になりやすくなるので、セロトニンの材料であるトリプトファンは**「うつ」改善に重要**です。牛・豚・鶏のレバー、卵、牛乳、チーズなどの乳製品、小麦粉、大豆、ナッツ類、バナナ、カツオ、マグロ、数の子に多く含まれています。

■ヒスチジン＝脂肪燃焼に欠かせないアミノ酸

交感神経を刺激するヒスタミンの原料です。**脂肪細胞からの脂肪分解を促進**します。体内で成長に関わる大切なアミノ酸で、特に乳児期には欠かせません。大人でもヒスチジンが不足すると皮膚疾患や神経系に異常が現れることがあります。赤血球に鉄を取り込む役割もあり、貧血改善をサポートします。

ヒスチジンが多いのは魚です。食材ではカツオやハマチ、ブリなどに多く含まれます。

■スレオニン＝脂肪の蓄積をさせないアミノ酸

肝臓の脂質代謝や筋肉のタンパク質合成、胃酸の分泌を促進します。また、小腸の働きを高め、消化吸収をよくします。

魚や肉類、卵、牛乳や乳製品などの動物性タンパク質に豊富に含まれていて、植物性タンパク質には少ないです。そのため、動物性タンパク質をあまり摂らない人は不足しがちなアミノ酸です。

■リジン＝集中力をアップしたいときに

ホルモンや抗体などを構成する成分で、**体の成長や組織修復に関わるアミノ酸**です。エネルギー代謝やカルシウムの吸収を促進し、集中力を高めます。

必須アミノ酸で最も不足しやすいのがこのリジンです。肉や魚類、卵、乳製品、大豆に多く含まれていますが、米や小麦粉などの植物性タンパク質には不足していま す。そのため、栄養摂取を穀物に依存する発展途上国では、リジン不足による成長障害が起きやすく、重篤な場合は生命に影響を与えることもあり、大きな問題となっています。

11種類の非必須アミノ酸

■**アラニン＝長時間のハイキングやウォーキングで活躍するアミノ酸**

アラニンは血液から肝臓に入り、そこでグルコース（糖）に変換されエネルギーとなります。アラニンが足りていれば、**長時間の運動でエネルギーが不足しても筋肉が分解されにくくなります**ので、ハイキングやウォーキングなどで活躍します。血糖値を上昇させるホルモンであるグルカゴンの分泌を促進する働きもあります。

アラニンはアルコール分解にも必要な成分です。飲み会の多くなる時期にはぜひ摂っておきたいアミノ酸です。

牛や豚のレバーのほか、ゼラチンやスジコ、シジミやアサリ、ハマグリなど貝類に多く含まれています。

■**グルタミン＝疲労回復や肝臓・胃腸を元気にするアミノ酸**

筋肉中に存在するアミノ酸の中で60％の割合を占めているのがグルタミンです。**疲**

労回復や筋肉維持のために大切なアミノ酸といえます。また、胃腸を正常に保つため、粘膜分泌を促進する効果もあります。アルコール代謝を高めて肝機能もサポートします。

けがや手術、感染症など体に損傷やストレスがかかった場合に大量に使われるために、積極的に摂取しておきたいアミノ酸です。

肉や魚、小麦粉、大豆などに含まれています。体内では、グルタミン酸とアンモニアから作られます。

■アルギニン＝血圧を下げ、筋力アップの働きがあるマルチなアミノ酸

成長ホルモンの分泌を促す役割があります。成長ホルモンは免疫細胞に働きかけるため、病気にかかりにくい体を作ります。また、成長ホルモンと筋力アップは相関関係にあるため、**脂肪の代謝を促進し、筋肉を増強させる効果**があります。

血管を柔らかくする**NOの材料**でもあり、高血圧だけではなく動脈硬化や心筋梗塞、脳梗塞の予防にも役立ちます。成長期には合成能力が低いので、その時期は必須アミノ酸となる重要なアミノ酸です。

鶏肉やウナギ、大豆に多く、マグロ、卵、小麦粉、ピーナッツもおすすめです。

■グルタミン酸＝頭の良くなるアミノ酸

うまみの成分としてよく知られる存在です。体内におけるアミノ酸代謝のなかでも中心的な役割を担っています。中枢神経の主要な神経伝達物質で、**記憶や学習といった脳の機能に深くかかわっています。**

脳にとっては有害なアンモニアを排出する機能もあり、脳の興奮を鎮める神経伝達物質ＧＡＢＡの原料にもなっています。脳へのサポートとして大切なアミノ酸で、「頭の良くなる栄養素」としての一面も。グルタミンとグルタミン酸は違うので注意が必要です。

ダントツに小麦粉に多く含まれ、昆布などの海藻、茶、トマトなどもおすすめです。

■アスパラギン酸＝筋肉の疲労回復に

アスパラガスに多く含まれるアミノ酸で、グリコーゲンの生成を促進します。エネルギーを生み出す働きがあるため、**筋肉の疲労回復効果**があります。また、カリウム、マグネシウムなどのミネラルを細胞に運びます。

甘味料のアスパルテームはアスパラギン酸とフェニルアラニンを結びつけたもので、砂糖の約200倍の甘さがありますが、低カロリーのため、お菓子や清涼飲料水などに使用されています。

アスパラガスに多く含まれ、ソラマメなどの豆類、鶏肉やマグロにも含まれています。

■アスパラギン＝持久力運動のサポートに

アスパラギンはアスパラガスから発見されたアミノ酸です。アスパラギン酸と同様、グリコーゲンの生成を促進するため、**疲労回復効果や運動の持久力を高める働き**があります。アンモニアを体外に排出して中枢神経を守る働きもあります。

肉類のほか、大豆などの豆類や、レーズン、ナッツ類にも多く含まれます。

■システイン＝美肌をサポートするアミノ酸

紫外線による、皮膚のメラニン色素の過剰な生成を抑える働きがあります。抗酸化作用もあり、毛髪などに多く含まれています。**激しく体を動かしたときの炎症を抑える作用と免疫力低下を抑制する働き**があることが、最近の研究でわかってきています。

体内では、必須アミノ酸のメチオニンから変換され、システインになります。肉、魚、卵、乳製品、ニンニク、タマネギなどに多く含まれますが、なかでもカゼインを多く含む牛乳に豊富に含まれています。

■プロリン＝シミやシワ予防だけじゃなく脂肪燃焼にも

皮膚を構成する**コラーゲンの主な材料で、シミやシワを防いだり、関節痛を緩和するなどの作用**があります。皮膚に潤いをもたらす天然保湿成分（ＮＭＦ）の重要な構成成分です。脂肪分解酵素であるリパーゼの分泌を促進して、脂肪をエネルギーとして消費しやすくする働きもあります。

小麦粉やゼラチン、チーズなどの乳製品に多く含まれています。

■グリシン＝睡眠改善効果のあるアミノ酸

グリシンには、**睡眠リズムを整える効果**があります。睡眠に問題を抱える人に対して、グリシンを摂取してもらったところ、寝つきが良くなり、夜中に目を覚ますこともなく、熟睡感が得られたという報告があります。

睡眠リズムと深部体温には深い関係があり、入眠するまでの時間が長い人の多くは深部体温が高いのですが、グリシンの働きにより末梢血管の血流が増加し、熱放散が促進されて、深部体温が低下することも明らかになりました。

グリシンは、筋肉収縮時にエネルギーとして使われるクレアチンの原料にもなります。コラーゲンの3分の1を構成していて、肌の健康のほか、骨や関節などを維持するためにも欠かせないアミノ酸です。胃液の分泌や細菌を抑える働きのほか、ミネラルの吸収をサポートする働きもあります。神経ネットワークで必要なアミノ酸です。

食材ではゼラチンにダントツに多く含まれていて、牛スジ、豚足、エビ、カニ、カツオなどもおすすめです。

■セリン＝生活リズムの乱れや時差ぼけの改善に

セリンは体内でグリシンなどから合成できるため、非必須アミノ酸になっています。**脳の働きをサポートするほか、皮膚の健康を守る役割**がわかっています。

体内時計の調整役にセリンが大きく関わっていて、生活リズムの乱れや時差ぼけの改善に必要なアミノ酸であることが、近年の研究でわかってきました。

糖を使ってエネルギーを作る際に必要で、細胞膜を作るのに欠かすことのできない「ホスファチジルセリン」というリン脂質の原料にもなります。ホスファチジルセリンには、認識、知覚、記憶など脳の働きをサポートする働きがあります。

小麦粉、大豆、スジコ、タラコ、高野豆腐、牛乳、チーズに多く含まれています。

■チロシン＝ストレスを感じたら精神疲労に効くアミノ酸

チロシンは、フェニルアラニンから合成される神経伝達物質の材料です。**ストレスの緩和作用**があります。

紫外線から肌を守る黒色色素のメラニンの材料で、さらに甲状腺ホルモンの材料にも使われています。甲状腺ホルモンは、全身の細胞に働きかけて新陳代謝を活発にする働きがあり、成長や発育を促進するなど、生きていくうえで必要なホルモンです。

小麦粉や大豆、ナッツ類、チーズなどの乳製品に多く含まれています。

20種類以外のアミノ酸

体の組織を作るアミノ酸以外にも、体に役立つアミノ酸があります。

■シスチン＝育毛に大切なアミノ酸

システインが２つ結合したもので、**肌や髪の毛など人間に不可欠な「ケラチン」を構成**します。

ケラチンは肌の外側の角質層にあります。髪の毛の主成分で、バリア機能や潤いを閉じ込める重要な働きをしています。

免疫力アップには、免疫に関わる物質「グルタチオン」を細胞内に蓄えることが大切です。そのグルタチオンの材料になるのがアミノ酸のシスチンとテアニンです。シスチンだけでなく、テアニンが加わることで、ＮＫ細胞（ナチュラル・キラー細胞＝自然免疫に重要な役割を担う）を直接活性化し、免疫細胞の働きがさらにアップすることがわかりました。

肉類、魚類、卵、大豆、ゴマやピーナッツにも多く含まれます。

■テアニン＝リラックスと言えばテアニン

グルタミン酸とエチルアミンが結合したもので、茶葉に多く含まれます（全アミノ酸の約50％を占める）。**リラックス効果**が研究で報告されています。末梢血管を拡張するため、**血圧を下げる働き**があり、冷え性改善効果もあります。

多く含まれる食品はお茶で、特に抹茶には豊富に含まれています。システインとテアニンは免疫細胞のマクロファージやＮＫ細胞の働きを活発にして、免疫力アップに貢献しています。

まだある「すごい」アミノ酸

タンパク質を構成しない、単独で行動するなど、「すごい」アミノ酸です。

■γ－アミノ酪酸（GABA）＝心配や不安、ストレスに対抗

GABA（Gamma-Amino Butyric Acid）は神経伝達物質で、脳内の海馬や小脳、脊髄などに存在しています。**ストレスや心配、不安などによるイライラや興奮を和らげる働き**があります。GABAにより学習行動や記憶力が向上（※参考文献1）することがわかっていて、**アルツハイマー病に対する効果**も期待されています。

興奮性の神経伝達物質グルタミン酸から興奮抑制性物質のGABAが作られているという点は特筆に値します。トマトに多く含まれ、ジャガイモ、ナスもおすすめです。

■L－ドーパ（L－DOPA）＝やる気の源ドーパミンになるアミノ酸

ドーパミンは、血液から脳に入るための関所（血液脳関門）を通過できないため、L－ドーパとして、通過後ドーパミンに変換されます。**パーキンソン病の治療薬**にも使われています。L－ドーパはチロシンから作られるので、チロシンを多く含む大豆やナッツ類がおすすめです。

■オルニチン＝肝機能改善やストレスに効くアミノ酸

体内では、特に肝臓に多く存在します。脳にとって有害物質であるアンモニアを無毒な尿素に変えて排出する働きがあり、**肝機能が正常に働くのをサポート**しています。ストレスホルモンを抑制する働きもあります。最近の研究ではオルニチンが脳タンパク質合成の促進作用があることがわかってきました。

通常、アミノ酸は主に臓器や骨、筋肉や血管などの元となるタンパク質を構成する成分として働きますが、オルニチンはタンパク質と結合せず一匹狼で働く貴重なアミノ酸です。

シジミに含まれていることで有名ですが、きのこにも多く、特にブナシメジは、含有量が多いです。乳製品ではチーズもおすすめです。（※参考文献2）

■シトルリン＝血圧を下げ、脳卒中を防ぐアミノ酸

体内でアルギニンに変換され、**NOを作る材料**となります。血流促進効果があり、脳の血管にも作用するため、シトルリンを摂ることで集中力が高くなることがわかっています。おすすめは、ズバリ、ウリ科です。ウリ科で特に多いのがスイカです。

■クレアチン＝運動能力を高めたい人のアミノ酸

アルギニン、グリシン、メチオニンから作られます。体内では約95%が骨格筋に存在し、**筋肉のエネルギー貯蔵物質**として働き、筋肉収縮時にエネルギー（ATP）として使われます。運動パフォーマンスの高いアスリートは筋肉中のクレアチン量が多いとされ、最近ではクレアチンのサプリを使用するアスリートが増えました。

体内で使われたクレアチンは、クレアチニンとして腎臓で濾過され尿で排出されます。このクレアチニンは血液検査などで、腎機能検査の指標とされています。ニシンやサケなどの魚類のほか、牛肉、豚肉にも多く含まれています。

■**カルニチン＝運動してもやせないのはカルニチン不足が原因かも**

骨格筋や心筋、脳に多く存在して、**脂肪燃焼**に大きく関わっています。運動してもやせないのは、カルニチン不足が原因かもしれません。

リジンとメチオニンをもとに肝臓、腎臓、脳で合成されます。赤身の肉類、特に羊肉に多く、鶏レバー、乳製品に多く含まれているので、肉類を食べなくなった高齢者や、ダイエットなどで野菜中心傾向にある人に、カルニチン欠乏症のリスクが指摘されています。

■5－アミノレブリン酸（5－ALA）＝元気のみなもと、ミトコンドリアを活性化

細胞内のミトコンドリアの機能を維持するために重要なのが、5－ALAです。エネルギーを産生するミトコンドリアの機能が低下すれば、うまくエネルギーを作れません。

体が元気で健康を保つためにも**ミトコンドリアを活性化することが大事**で、5－ALAはその鍵を握っています。イカやタコに多く含まれ、日本酒やワイン、黒酢などの発酵食品にも含まれています。

アミノ酸一覧表①

BCAA		
名称	はたらき	多く含まれる食べ物
バリン	筋肉強化 肝機能向上	肉類（鶏など）、魚類（マグロ、カツオなど）、乳製品、卵、大豆
ロイシン	食欲抑制 筋肉強化 肥満改善 肝機能向上	肉類（牛・豚レバーなど）、魚類（アジ、サケ、カツオなど）、乳製品（チーズなど）、卵、大豆、小麦粉、ソバ
イソロイシン	疲労回復 肝機能向上 糖尿病予防	肉類（鶏、豚など）、魚類（マグロ、サバなど）、乳製品（牛乳、チーズなど）、卵、大豆
必須アミノ酸		
メチオニン	育毛効果 肝機能改善 アレルギー抑制 うつ改善	肉類、魚類、乳製品、卵、ゴマ、ナッツ類
フェニルアラニン	精神安定 脳機能向上	小麦粉、高野豆腐、卵、大豆、ナッツ類
トリプトファン	うつ改善 集中力アップ 睡眠改善	牛・豚・鶏レバー、赤身魚、卵、乳製品（牛乳、チーズなど）、小麦粉、大豆、ナッツ類、バナナ
ヒスチジン	脂肪燃焼 成長促進 貧血改善	カツオ、ハマチ、ブリ、鶏肉、チーズ、大豆
スレオニン	脂質代謝の促進 筋肉強化 胃腸機能改善	肉類、魚類、卵、乳製品（牛乳など）
リジン	集中力アップ 疲労回復 成長促進	肉類、魚類、卵、乳製品、大豆

アミノ酸一覧表②

非必須アミノ酸		
名称	はたらき	多く含まれる食べ物
アラニン	持久力向上 肝機能向上	牛・豚レバー、貝類（シジミ、アサリ、ハマグリなど）、海苔
グルタミン	疲労回復 筋力強化 胃腸機能改善 免疫力向上	肉類、魚類、小麦粉、大豆
アルギニン	脂肪代謝の促進 筋力強化 血圧抑制 動脈硬化予防	鶏肉、ウナギ、マグロ、卵、大豆、小麦粉、ピーナッツ
グルタミン酸	脳機能向上	小麦粉、海藻類（昆布、海苔など）、茶、トマト、パルメザンチーズ
アスパラギン酸	疲労回復	アスパラガス、豆類（ソラマメなど）、鶏肉、マグロ
アスパラギン	疲労回復 持久力向上	肉類、豆類（大豆など）、アスパラガス
システイン	炎症抑制 免疫力維持 美肌効果	肉類（とくにレバー）、魚類、卵、大豆、ニンニク、タマネギ
プロリン	シミ・シワ予防 美肌効果 関節痛緩和	小麦粉、ゼラチン、乳製品（チーズなど）
グリシン	睡眠改善 美肌効果	牛スジ、豚足、エビ、カニ、カツオ、大豆
セリン	生活リズム改善 睡眠改善 皮膚の健康維持 脳機能サポート	小麦粉、大豆、高野豆腐、牛乳、チーズ、スジコ、タラコ、カツオ
チロシン	ストレス緩和 成長促進	大豆、ナッツ類、乳製品（チーズなど）

アミノ酸一覧表③

20種以外のアミノ酸		
名称	はたらき	多く含まれている食べ物
シスチン	免疫力向上	肉類、魚類、卵、大豆、ゴマ、ピーナッツ
テアニン	リラックス効果 血圧抑制	茶
GABA	ストレス緩和 不安緩和 アルツハイマー病予防	トマト、ジャガイモ、ナス
L-ドーパ	やる気アップ パーキンソン病治療	大豆、ナッツ類
オルニチン	肝機能改善 ストレス緩和	シジミ、ブナシメジ、キハダマグロ、乳製品（チーズなど）
シトルリン	血流促進 集中力アップ	ウリ科（スイカなど）
クレアチン	運動能力向上 持久力向上	肉類、魚類（ニシン、サケなど）
カルニチン	脂肪燃焼	赤身肉（羊など）、鶏レバー、乳製品
5-ALA	運動機能向上 血糖値改善	イカ、タコ、日本酒、ワイン、黒酢

アミノ酸スコアの真実

アミノ酸をバランスよく摂取するうえで重視されているのが、「アミノ酸スコア」です。

アミノ酸スコアとは、簡単にいえば、「**その食材に9種類の必須アミノ酸がどれくらい入っているか**」を数値化したものです。9種類の必須アミノ酸がすべて必要量を満たしている食材の場合、アミノ酸スコアは「100」となります。反対に、必要量に満たない必須アミノ酸がある食材は、最も低い必須アミノ酸の割合がアミノ酸スコアとして表示されます。

たとえば小麦粉はリジンという必須アミノ酸が50ともっとも少ないため、アミノ酸スコアも50となります。

アミノ酸スコアが100の食材は、9種類すべてのアミノ酸が100を満たしているということです。よく知られているところでは、**牛肉や豚肉、鶏肉、魚類、卵、乳製品、大豆**があります。いわゆる、タンパク質が豊富と言われている食材です。

なぜアミノ酸スコアは、もっとも割合が少ないアミノ酸の数値で表示されるのでしょう。そこには、アミノ酸の性質が関係しています。

たとえばある食材には、ある必須アミノ酸が1しか含まれていないとします。すると、他の8種類のアミノ酸は100あったとしても、低いアミノ酸に合わせて1しか使われなくなってしまいます。残りの99は捨てられてしまうのです。アミノ酸は体内に貯めておけないからです。

アミノ酸スコアが100の牛肉や卵、乳製品などを多く摂取すると、筋肉がつきやすくなったり髪や皮膚が潤ったたりしてくるのは、そういうことです。すべてのアミノ酸がまんべんなく吸収されるため、しっかりと体に必要なものを作っていけるのです。

〝アミノ酸プール〟というすごい機能

アミノ酸は体の中に貯めておけない、と言いましたが、健康に詳しい方からは「アミノ酸プールがあるじゃないか！」というコメントをいただくかもしれません。ですから念のため、〝アミノ酸プール〟という機能についても説明しておきます。

私たちの体の筋肉は、とくに運動をしていなくても常に分解され続けています。いま、この本を読んでいただいているまさにこの瞬間も、分解はおこなわれているのです。

でもそうすると、とくに鍛えたりしていない場合、筋肉は減る一方で、やがてほとんどなくなってしまう、ということになります。そうならないために、私たちの体には〝アミノ酸プール〟という機能があり、自力で筋肉を再生させているのです。

筋肉が分解されると、筋肉内のタンパク質の結合が切られてバラバラのアミノ酸になります。ですが体は筋肉量を減らしたくありません。そこでもう一回筋肉を作るために、この**アミノ酸を血液や筋肉に貯めておきます。そしてそれを元手に、減った分の8割ぐらいの筋肉を再生している**のです。私たちの体というのは、よくできているものですよね。

この、アミノ酸を血液や筋肉に貯めておく機能が〝アミノ酸プール〟です。ですから、貯めているといえば貯めているのですが、これはあくまでリサイクルのために一時的に保管しているだけなので、やはりアミノ酸は「体内に貯めておくことはできない」ということになります。

野菜にタンパク質レベルのアミノ酸はない

野菜にはあまりタンパク質のイメージがありませんが、野菜にもアミノ酸は入っています。ただしそれは、ほんの少し。光合成をするためにわずかなアミノ酸が入っているだけで、私たちの体を作るほどの量は含まれていません。

たとえばアブラナ科の野菜は、比較的アミノ酸値が高いのですが、そうは言ってもタンパク質というレベルではありません。

野菜ではありませんが、植物性のものでいうと、**ナッツ類や豆類などは、たしかにアミノ酸が比較的豊富**です。そのため、お肉どころか卵すら食べないビーガンと呼ばれる人たちは、豆類を多く摂取したり、食事にナッツを振りかけたりしてタンパク質を摂るようにしています。

ですからビーガンが多い地域では、たとえばココナッツオイルやココナッツミルクを使った食事が多く見られるのです。

それでもビーガンになるとしたら、それぞれの野菜に含まれているアミノ酸の種類を考え、9種類の必須アミノ酸をまんべんなく摂取する必要があります。リジンはブロッコリーから、ロイシンはホウレンソウから、など……。実際にそんな食べ方を続けることは大変すぎます。栄養学的には、**肉や卵などもバランスよく食べてほしい**と思います。

アミノ酸のバランスが大事なら、逆に野菜など食べずに、アミノ酸スコアが100の肉や魚ばかり摂取していれば良いのでは？　と思った方もいると思います。しかし**人間の体は、アミノ酸以外にビタミンやミネラルなど野菜に入っているさまざまな栄養素も必要**です。アミノ酸スコアの高い食材の摂取はもちろん大切ですが、人間にとって健康を維持するために、さまざまな栄養素が体のパーツとして必要なのです。

大豆は万能なタンパク質ではない

そこでおすすめの組み合わせをお伝えしたいと思うのですが、その前に、同じアミノ酸スコア100でも、食材によってアミノ酸の含有量には大きな差がある、ということをお話しする必要があります。

繰り返しになりますが、アミノ酸はバランスよく摂取することが必要です。そこから〝アミノ酸スコア〟が重視されるようになったのですが、この考え方が最初に生まれたのは1909年。摂取したタンパク質の何パーセントが人体で利用されたか、を測定したのが始まりです。そこから「食品のタンパク質の一定量が、ヒトのタンパク質要求量の何パーセントを満たすか」という数字が重視されるようになりました。

当初はこの数字は、**「プロテインスコア」**と呼ばれていました。

ところがその後、この「プロテインスコア」は、どんどん算出方法が変更されていきます。**「ヒトのタンパク質要求量の何パーセントを満たすか」よりも、「9種類の必須アミノ酸がどれくらい入っているか」を重視するようになった**のです。その過程で、呼び名も「プロテインスコア」から**「アミノ酸スコア」**に変わりました。

この算出方法の変更によって、もっとも〝出世〟したのが大豆です。

当初、大豆のプロテインスコアは「56」でした。なぜなら大豆は、必須アミノ酸であるメチオニンの含有量が少ないからです。ところが、アミノ酸スコアでは、大豆は「86」となり、さらなる変更を経て、いまでは、「100」と満点になってしまいました。

他にもほぼすべての肉類、そして多くの魚類、また牛乳もアミノ酸スコア「100」へと昇格していきました。

ですがやはり、栄養分というのは人体で使われてなんぼ、です。そのため私は、いまもアミノ酸スコアよりプロテインスコアを重視して食べるものを選ぶようにしています。**「必須アミノ酸がどれくらい含まれているか」より「人間の肌や筋肉を作るときに必要なアミノ酸がどれくらい入っているか」という指標のほうが明確**だからです。

ではプロテインスコアで「100」に到達しているもの、つまりヒトのタンパク質の必要量を完全に満たす食品は何かというと、それは**卵とシジミだけ**なのです。しかしながら、シジミの場合、一日に必要なタンパク質量を満たすには、身を650gも食べる必要があり、現実的ではありません。やはりおすすめは「卵」になります。

なぜ納豆ごはんを美味しいと感じるのか

大豆はアミノ酸スコア100ですから、大豆はタンパク質が豊富だと思って食べている人は多いでしょう。でも、先ほどお話ししましたように、大豆のプロテインスコアは「56」しかありません。それでは一生懸命食べても意味がないではないか……、と思った方もいるでしょう。

プロテインスコアとアミノ酸スコア

食品	プロテインスコア	アミノ酸スコア
卵	100	100
シジミ	100	100
サンマ	96	100
イワシ	91	100
豚肉	90	100
カジキ	89	100
アジ	89	100
イカ	86	100
鶏肉	85	100
チーズ	83	100
牛肉	79	100
白米	78	93
そば	74	100
牛乳	74	100
エビ	73	100
カニ	72	100
タコ	72	100
サケ	66	100
うどん	56	51
大豆	56	100

出典：日本食品成分表2015年（七訂）アミノ酸成分表編、フィジーク・オンライン（https://physiqueonline.jp/health_care/nutritional_science/page6377.html）

しかし、そんなことはありません。食べ方次第で、大豆の「弱点」を補うことができます。その鍵を握っているのが、〝食材の組み合わせ〟です。

たとえば納豆ごはん……、要するにごはんと納豆の組み合わせですが、これを美味しいと感じる人は多いことでしょう。それは実は、アミノ酸バランスが最高の組み合わせだからです。

大豆は「プロテインスコア」で見ると、その値は「56」です。なぜならメチオニンという必須アミノ酸が56しかないからです。

一方の白米ですが、メチオニンはたっぷりあるものの、逆にリジンが「78」しかないため、プロテインスコアも「78」にとどまっています。

そして納豆（大豆）はというと、この白米に足りないリジンがたっぷりあるのです。

もう、納豆ごはんがなぜ素晴らしい組み合わせなのか、おわかりいただけたのではないでしょうか。そうです、納豆と白米を組み合わせることによって、お互いに足りない必須アミノ酸、メチオニンとリジンを補い合うことができるのです。つまり、**納豆だけ、または白米だけではプロテインスコアは決して高くありませんが、納豆ごはんにすることで完璧に近い状態に改善することができる**のです。

私たちは、なぜ納豆とごはんの組み合わせに気づいたのか。**組み合わせたら美味しかったから**です。人はなぜ、刺身に醤油、トンカツにソースなど、食材に足すともっと美味しくなることを知っているのでしょうか。それは味覚という本能があるからです。味覚や嗅覚といった本能で、人間に必要な栄養素や足りないものを補う能力があるのです。ですから料理で、美味しさを追求するのは、すごく良いことだと思うのです。

私たちが美味しいと感じる **〝イクラ＋ごはん〟や〝タラコ＋ごはん〟といった組み合わせも、アミノ酸バランスがよくなる食べ合わせ**です。イクラ（スジコ）もタラコもメチオニンが少なくリジンが多いという、納豆と同じようなバランスだからです。私たちの体はそうやって、無意識にアミノ酸バランスを調整しているのだと思います。

納豆ごはんを例として挙げましたが、それはつまり、大豆とごはんの組み合わせがアミノ酸摂取効率として良いということ。ですから、**〝ごはんとみそ汁〟という組み合わせでも良いわけです。**

昔の人は、一食がごはんとみそ汁だけ、ということも少なくありませんでした。そんな質素な食事で何とかなっていたのは、ちゃんと食材の組み合わせによってアミノ酸バランスがとれていたからだと思います。科学的に見て、ごはんとみそ汁というのは非常に理にかなった食事と言えるのです。

卵は最高のサプリメント

毎日いろいろな食材をバランスよく食べるというのは、調理をするうえでも、コスト的にも大変です。

そこで強くおすすめしたいのが卵です。**卵は、アミノ酸スコアはもちろん、プロテインスコアも100ですから、どんな食材も卵と組み合わせてしまえば、ほとんどの足りないアミノ酸を補完してくれます。**

卵と合わない食材がないのは、そういう理由からかもしれません。パンにもごはんにも卵は合いますし、いろんな具材が入った鍋も最後は卵とじにしていただくことが多い。スイーツだって、子供の頃はとくにプリンが好きだった、という人は多いのではないでしょうか。

余談ですが、最近は、コレステロールゼロのプリンも販売されているようです。コレステロールゼロということは、卵を使用していないということ。健康上の理由でニーズがあるのでしょうか、普通のプリンよりも値段は高め。卵を抜いていますので、栄養価の少ない豆乳ゼラチンととらえたほうがいいでしょう。

また最近は魚も卵も食べないビーガンの人向けに、卵を使わないマヨネーズも作られています。ですが、そもそもマヨネーズとは、卵と油とお酢で作るもの。卵がなかったら、それはマヨネーズではなく、一種のドレッシングと考えたほうがよいのではないでしょうか。

卵のコレステロールは心配しなくていい

卵はコレステロールが高いから一日1個までにしています、という人もいるかと思います。しかしながら「コレステロールは体に悪影響」は昭和の頃の話で、近年は懐疑的な意見が増えてきて、2015年には厚生労働省も食事摂取基準のコレステロール上限値を撤廃しています。**コレステロールは、いまでは体に悪影響どころか、重要な栄養素であるということがわかっています。**

コレステロールの働きをいくつか紹介します。

①全身の細胞ひとつひとつの細胞膜の原料として使われるため、コレステロールがなければ細胞分裂はできず、新しい細胞が作られなくなってしまいます。

②性ホルモンや副腎皮質ホルモンなど体になくてはならない多くのホルモンの材料に

もなっています。

③骨の成長に欠かせないビタミンDの原料にもなっています。

④食事から取り入れた脂肪を分解して消化・吸収を助ける胆汁酸も、コレステロールが材料となって作られます。

つまり**人間は、コレステロールがないと生きてはいけない**のです。

このコレステロールは肝臓で約80％作られ、あとは食事から補っています。

もしコレステロールを多く含む食事をしても、肝臓が作るのを控えて常に一定量になるよう調整してくれています。ですから、ある程度体を動かしている限り、食事の摂取がコレステロール値に反映されることはありません。

卵の黄身にはレシチンという成分が含まれています。このレシチンには、悪玉コレステロール（LDLコレステロール）を減らし、善玉コレステロール（HDLコレステロール）を増やす働きがあるのです。そのため、レシチンは動脈硬化の予防薬の主成分としても使用されているほど。ですから心配せず卵を食べてほしいと思います。

卵は半熟で食べるのがおすすめ

卵は完全栄養食材といっても過言ではありませんが、調理法によって、アミノ酸の吸収率が大きく変わってきます。

私たち日本人は卵かけごはんが大好きですが、実は**生卵というのは、アミノ酸吸収率においてあまり良いとは言えない食べ方**です。

タンパク質は、20種類のアミノ酸がさまざまに組み合わせられたものだとお話ししましたが、これを食事として摂取すると、口の中で噛み砕かれて胃に送られます。そこで消化酵素ペプシンがタンパク質のペプチド結合を切断し、約10～50個のアミノ酸が結合した「ポリペプチド」へ分解されます。次に十二指腸に送られ、さらにペプチド結合が切断されていきます。そして小腸内でさらに小さく分解されたペプチドやアミノ酸として、吸収され肝臓へと運ばれます。そこで、体のタンパク質の合成に使われます。

この分解プロセスは、食材を加熱して固めてしまったほうがおこなわれやすくなります。つまり、**ゆでたり炒めたりして固めたほうが、アミノ酸の吸収率はよくなる**ということです。ですから卵の場合も、生のままより加熱していただくほうがおすすめです。

ただし卵は、ただ単に全体を加熱して固めてしまえば良い、というわけではありません。

卵には白身と黄身がありますが、黄身の部分が中心といいますか、黄身が育っていって、やがてひよこになります。その黄身を、白身が守っている。それゆえ生の白身は分解されにくく、加熱して固めないと、胃の中で交じって、黄身の栄養素まで消化・吸収されにくくなるのです。

一方で、卵は固めてしまうと菌が入りやすくなる、という性質もあります。つまり、腐りやすくなってしまうわけです。それゆえ生卵のままで置いておけば、実際は表示されている消費期限よりも、もっと長く、冷蔵庫なら2ヵ月くらいは日持ちします。白身が黄身を守っているので、簡単には腐らないのです。

このような卵の構造を考えると、どのような食べ方がアミノ酸吸収率においてベストか、自ずとわかります。

それは、**白身だけを固めて黄身は固めない**、という食べ方です。外側の白身が固まっていれば、消化酵素がよく働いて素早く分解されます。そして、黄身の栄養が素早く全身に吸収されるわけです。

卵の百点満点の調理法があるとしたら、それは半熟ゆで卵や温泉卵でしょう。朝食メニューにあるポーチドエッグや、ラーメンに入っている半熟卵などは、実は最高の食べ方なのです。

半熟卵は腸や肌にも良い作用をもたらす

薬学の専門家の立場からも、この白身だけ固めて黄身は固めないという卵の食べ方は、非常に良いと言えます。

白身の中にはアビジンというタンパク質が、黄身にはビオチン（ビタミンB_7）が入っています。しかし、このアビジンとビオチンを合わせてしまうとビオチンの効果が失われてしまうのです。

ビオチンは腸内細菌を増やすことがわかっていますので、整腸作用がありますし、また肌のビタミンとも言われるほど美容効果も高い栄養成分です。でも白身と黄身を混ぜてしまうと、このすごく体に良いビオチンの効果が得られません。

アビジンはタンパク質なので白身を固めることで、効果をなくしてしまいます。そうすると、黄身のビオチンがしっかり体内に吸収される。つまり、**白身だけ固めて黄身は固めないという食べ方は、アミノ酸吸収率だけでなく、栄養学的にも非常に効率が良いのです。**

加熱したほうがアミノ酸摂取効率は良い

食材は加熱して固めて食べたほうがアミノ酸の摂取効率がよくなる、とお話ししました。これはもちろん、卵以外の食材にも言えることです。

とくに肉類は、焼く、煮るなど加熱して固めたほうが、消化酵素が効きやすくなる、という性質があります。**生のままで食べたほうが栄養を直接摂れそうな気がしますが、実は反対なのです。**

私たちは肉を食べると、まず歯で噛み砕きます。そして胃で消化し、十二指腸でアミノ酸をバラバラに分解して、小腸で吸収して肝臓を経由して血液に乗せて全身に運んでいます。

タンパク質はアミノ酸が50個以上つながったものだとお話ししましたが、腸管というのは、アミノ酸が多数つながった状態では消化吸収することができません。しかし、アミノ酸が1個、または2個か3個ぐらいつながった程度なら、何とか腸管を通ることができます。そのために、小腸でもアミノ酸をバラバラに分解しているわけです。

このとき食材が生のままだと、消化酵素が効きにくく分解されにくくなってしまいます。アミノ酸の吸収を考えると、肉や魚は焼いたり煮たりして、分解されやすい状態にして食べたほうが良いのです。

豚肉のアミノ酸バランスもすごい！

肉の栄養素比較

	豚　大型 もも　赤肉	牛　和牛 もも　赤肉	鶏　若鶏 もも　皮なし
エネルギー　kcal	119	176	113
水分　g	73.0	67.0	76.1
たんぱく質　g	22.1	21.3	19.0
脂質　g	3.6	10.7	5.0
マグネシウム　mg	26	24	24
鉄　mg	0.9	2.8	0.6
ビタミンB_1　mg	0.96	0.10	0.12
ビタミンB_2　mg	0.23	0.22	0.19

日本食品標準成分表2020年版（八訂）より

卵はアミノ酸のバランスが最高の食材だとお伝えしましたが、卵に次いでおすすめなのは豚肉です。アミノ酸スコアが100なのはもちろん、**豚肉はビタミンB群を豊富に含んでいる**からです。

なかでもビタミンB_1は、牛肉の約10倍含まれています。ビタミンB_1は、糖質を体内でエネルギーとして使う際に重要な役割を果たしていますので、十分に摂取できていないとエネルギー不足となって体に影響を及ぼします。そのため、意識して摂りたい栄養素です。**定食屋さんのスタミナ定食が**

牛肉ではなく豚肉を用いていることが多いのは、理にかなっているわけです。

スタミナ定食といえばニラやタマネギ、ニンニクなどが入っていますが、それらの野菜に含まれる共通の成分であるアリシンは、ビタミンB_1の吸収をアップして摂取効率を高めます。したがって、疲労回復などにはビタミンB_1とアリシンの組み合わせが最強なのです。

タンパク質は一日にどれだけ摂取すれば良いか？

アミノ酸を効率よく摂るためには、一日の食事の際にタンパク質をどのくらい摂ればいいのでしょうか。

一つの目安としてお伝えしますと、毎日摂取したいタンパク質量は、

体重1kgに対して約1g

となります。

たとえば体重60kgの人だったら、必要なタンパク質量は60gということ。年をとって筋肉量が落ちてくると、1kgに対して0・7gぐらいでいいとされていますが、普通の健康な人なら1gを目安にしてください。

また、定期的に運動をおこなう習慣がある人は、体重1kgに対して1・5gが理想。さらに、激しい筋トレをおこなっている人は、体重1kgに対して2gを摂取するのが良いでしょう。

そうしますと、卵1個に含まれるタンパク質がだいたい6gですから、体重60kgの人では、**卵だけで必要なタンパク質を摂取しようとすると、毎日10個ぐらい食べる必要がある、**ということになります。

タレントの板東英二さんは大のゆで卵好きで知られており、新大阪から東京へ移動する新幹線内で、最高9個のゆで卵を食べたこともあるそうです。彼は80歳を過ぎても大変お元気そうですので、卵のおかげもあるのかもしれません。

とはいえ、よほどの卵好きでない限り、毎日そんなに大量の卵を食べるのは無理ですよね。

アミノ酸摂取という点からだけ見ると卵は優秀な食材ですが、それぞれの食材には、その食材にしかない栄養素が含まれています。魚にしか含まれていないDHAやEPA、納豆にたっぷり含まれているイソフラボンや納豆キナーゼなど。

ですからやはり、いろいろな食材からバランスよく栄養素を摂ることが理想的です。

お肉の重さ＝タンパク質の重さ、ではない！

タンパク質の摂取量の目安は、体重1kgあたり約1gと聞いて、「なんだ、そのくらいでいいのか」と思った方は多いのではないでしょうか。

ここが大きな落とし穴なのです。たとえば体重が60kgの人なら、「お肉を60g食べればいいんでしょ？」と思っていませんでしたか。それは全く違います！

肉60gというのは、あくまで肉そのものの重さで、タンパク質の重さではありません。

食材に含まれるタンパク質量は食品により異なりますが、だいたいその食材の重さの5分の1です。100gの肉ですと、含まれるタンパク質量は約20gということ。

そうすると、**体重60kgの人がタンパク質を60g摂ろうと思ったら、肉を300gは食べなければいけない**ということです。高齢者にとってはけっこうハードルが高くなります。

ですから、動物性タンパク質も植物性タンパク質も含めていろいろな食材からタンパク質を摂っていただきたいのです。

さまざまな研究からも、人間の体は多種多様なタンパク質を摂ったほうが良いことがわかっています。鶏肉ばかりを食べたり、大豆など植物性タンパク質ばかりを摂ったりするのは、おすすめできないのです。

アミノ酸を摂るタイミング

アミノ酸をバランスよく、必要量摂ることは大事ですが、栄養というのは〝吸収率〟も考えなければなりません。どのタイミングで摂るのが一番体への吸収が良いか、ということです。

たとえばスポーツ選手でしたら、トレーニングの前に摂ったほうが良いのか、後に摂ったほうが良いのか……。昨今は、そういった摂取するタイミングについても科学的に研究されるようになってきました。運動をする前に摂取するか後に摂取するかでパフォーマンスが大きく違ってくる、ということがわかってきているからです。

ではアスリートではない人は、どのタイミングでアミノ酸を摂取するのが理想的なのでしょうか？

肉や卵といったような固形物を摂取する場合は、小腸で一個一個のアミノ酸に分解するまで3〜4時間ほどかかります。そうすると、**お昼にジムに行ってトレーニング**

をする予定の人なら、朝ごはんでしっかりアミノ酸豊富な食材を食べるのがベストでしょう。ちょうどアミノ酸が分解されて筋肉に運ばれる頃に、しっかりと鍛えることができます。

朝ごはんでしっかり食べることができない人は、サプリメントやプロテインドリンクなどから〝アミノ酸を飲む〟という方法で、吸収時間を短縮させると良いでしょう。

糖がないと筋肉が分解されてしまう!?

食事のごはんは、食べたらすぐエネルギーとして使われるわけではなく、消化により糖質(炭水化物)→デンプン→マルトデキストリン→麦芽糖→ブドウ糖という形で吸収され、エネルギーとして使われています。しかし、食事から摂ったブドウ糖をすべて使い切るわけではないので、余ったものを一時的に保管し、すぐ使えるために、**グリコーゲンというブドウ糖をいくつか繋げた形（多糖類）で肝臓や筋肉に貯蔵しています。**

では、長時間のトレーニングや持久系のマラソンで貯蔵したグリコーゲンも使い切り、ブドウ糖が枯渇したままトレーニングを続けた場合、またマラソンで走り続けた場合は、体はどうなってしまうのでしょうか。

エネルギーの第一選択肢であるグリコーゲンがないと、筋肉であるタンパク質を分解してアミノ酸にし、肝臓でブドウ糖に変換してエネルギーを作り出します。

つまり、**長時間のトレーニングやマラソンは、筋肉を分解することでエネルギーを作り出している**ことになります。マラソン競技では、５㎞間隔で給水所が設置されていて、選手用のドリンクが置かれていますが、そのドリンクの主役はブドウ糖という理由がわかります。ですから、長時間のトレーニングの際、何回かに分けて糖質を体内に入れることは、大切な筋肉を分解させないためにも必要です。

インスリンは血糖値を抑える働きだけじゃない!?

血糖値が上がると膵臓から**インスリン**というホルモンが分泌されます。インスリンの働きが、上がり過ぎた血糖値を下げることであることは、よく知られています。

しかしこれは二次的な役割で、インスリンの一番の役割は「細胞に糖を運ぶ」ということです。しかも糖だけではありません。アミノ酸を運ぶ役割もありますので、トレーニングで損傷した筋肉にインスリンは、糖やアミノ酸を運び、筋肉を修復し成長させる役割も持ち合わせるのです。（※参考文献3）

そこで、マラソンや長時間のトレーニングの場合におすすめの糖質があります。「**マルトデキストリン**」です。糖質のなかでも素早く消化されるため、スポーツドリンクやアスリート向けのスナックに入っています。

先ほど、「消化により糖質→デンプン→マルトデキストリン→麦芽糖→ブドウ糖という形で吸収されています」というお話をしました。これでわかるように、**マルトデキストリンを直接摂取すれば、糖質→デンプンを省略できますので、トレーニング中のエネルギー摂取として最も適している**のです。

マルトデキストリンは、プロテインやサプリメントを扱っている会社で商品になっていますので、ぜひお試しください。

アミノ酸が不足するとうつに!?

アミノ酸が不足すると、どのような不調が現れるのでしょう?

筋肉や皮膚、髪の毛、血液などあらゆるものはアミノ酸によって作られていることからもわかるように、アミノ酸が不足すると、こういった体に必要なものが充分に作られなくなります。よって**疲れやすくなったり、肌や髪がパサついてきたりと、美容面にも大きな影響が出てきます。**

もっとも怖いのは、脳への影響でしょう。というのも、脳のホルモンのすべてがアミノ酸から作られているからです。アミノ酸が不足すると、うつなど、こころの不調に陥りやすくなることもあるのです。

糖尿病も発症しやすくなる

いまや、その予備軍も含めると、5〜6人に1人の日本人が糖尿病であると言われていますが、実はその糖尿病の鍵を握る「インスリン」もアミノ酸から作られています。

私たちが活動エネルギーを得るためには糖質が欠かせません。食べ物から摂取された糖質は、血液によって体中のあらゆるところに運搬されていきます。このときの血液中の糖の濃度が「**血糖値**」です。この血糖値は常に一定になるよう調節されており、高くなると膵臓からインスリンというホルモンが分泌され、糖をエネルギーとして使う手助けをすることで、血糖値を下げてくれるようになっています。

糖尿病は、この膵臓でインスリンを作る能力が低下してしまうことで起こる病気です。インスリンはアミノ酸を材料として作られます。**アミノ酸が足りないとインスリンが作れなくなってしまうわけですから、糖尿病を発症する確率が非常に高くなる**ということ。

野菜中心の食事ではアミノ酸が充分に摂取できないとお伝えしましたが、インドは宗教的な思想から、国民の約6割がベジタリアンと言われています。そしてそのインドこそ、いまや糖尿病大国と言われ、世界でも有数の糖尿病患者を抱えている国なのです。この事実を見るだけでも、アミノ酸の重要性は明らかではないでしょうか。

ボディビルダーはなぜタンパク質を欲するのか

ご存じの方も多いと思いますが、運動とは、筋肉の「破壊と修復」作業を繰り返すことです。これによって筋繊維が強くなっていきます。

この「破壊と修復」機能を利用して筋肉量を増やす競技がボディビルです。選手は100kg以上のバーベルを持ち上げるなど、かなりキツイ筋トレをおこないますが、これによって筋肉に過剰な負荷がかかり、筋繊維が破壊されます。損傷した筋繊維の修復を繰り返すことで、以前より太く強くなる。筋肉はどんどん大きくなっていく、というわけです。

筋肉の修復には多くの種類のアミノ酸が必要です。そのため、ボディビルダーは鶏肉や魚など、脂肪分が少なく高タンパク質のものを選び、足りない量をプロテインで補っています。

しかし、極端なボディビルダーになると、食事を栄養の摂取ではなく、「筋肉のエサ」と称し、タンパク質として鶏のささみや卵の白身を毎日のように食べているそうです。もはや食事を楽しむとは無縁の、競技のための栄養摂取なのでしょう。

第3章

「健康にいい食事」の落とし穴

ダイエットはタンパク質中心で考えよう

糖質制限や、野菜中心の食生活……、ダイエットにはさまざまな考え方がありますが、私が一番おすすめするのがタンパク質を中心とした食生活です。

食事をした後、体がポカポカしてきた、という経験は誰にでもあると思います。**食事をすると体が温かくなるのは、体内に吸収された栄養素が分解され、その一部が体熱となって消費されるから**です。つまり代謝量が増えます。これを**食事誘発性熱産生(DIT)**と言います。

このＤＩＴの割合は、栄養素の種類によって変わってきます。ここに、ダイエットをするなら「タンパク質」がおすすめである理由があるのです。

糖質のみを摂取した場合のＤＩＴは約６％。脂質のみを摂取した場合のＤＩＴは約４％。これに対して、何とタンパク質のみを摂取した場合のＤＩＴは約30％と、圧倒的に熱産生が高いのです。つまり、**肉を食べていると圧倒的に代謝量が増え、やせやすくなる。**反対に野菜ばかり食べていると代謝量がほとんど上がらず、やせにくい体になってしまうのです。

実際、野菜ばかり食べていて体が冷えやすくなった、という経験をしたことはないでしょうか。それはひとえにＤＩＴが低いから。その点、肉は自家発電といいますか、自分で電気を作っているような状態にしてくれるのです。

私たちの体はじっとしていても常に活動しており、エネルギーを消費しています。それが基礎代謝です。

基礎代謝量は筋肉量が多いほど高く、年齢を重ねて筋肉が落ちると下がっていきます。それゆえ**ダイエットをしたいなら、筋肉量を増やして基礎代謝を上げることが有効**なのですが、そのためには2〜3kgぐらいは筋肉量を増やす必要があります。

やせやすい体になるためにはたくさん運動をして筋肉を増やしましょう、ということになるのですが、それはなかなか大変ですよね。でも、**食事をタンパク質中心に切り替えれば、DITが上がるので消費エネルギー量は増えます。**「ダイエットしたいけど運動は苦手で……」という人は、食事内容を見直す方向からアプローチしたほうが挫折しにくいかもしれません。

ちなみに筋肉量が増えれば、もちろんDITも高くなります。よく、辛いものを食べてもガッツリしたものを食べても全く汗をかかない、という人がいます。そんな人は代謝が悪いのかもしれませんので、要注意です。タンパク質中心の食事に切り替えるとともに、やはり運動も取り入れて、少しずつ筋肉量を増やす必要があるでしょう。

ボディビルダーが大好きな赤身肉

ボディビルダーのように筋肉量を増やしたいという人は、お肉でもとくに赤身肉を好んで食べます。

赤身肉の良い点は、アミノ酸もコレステロールもたくさん含んでいる、というところにあります。

赤身肉にアミノ酸が多く含まれていることを知っている人は多いのですが、コレステロールも多く含まれていることは知らない人が多いようです。コレステロールは体の細胞を作るもとで、強くしなやかな筋肉を作るうえで欠かせない物質ですから、それが多く含まれているというのは素晴らしいことなのです。

ボディビルダーは筋肉を育てることが第一優先ですから、味よりも、何の栄養素がどれだけ筋肉に必要か、を優先します。タンパク質を何グラム、脂質を何グラム……といったふうに。

いまの時代、玄米を食べる意味はあまりない

玄米は白米にくらべ、ボディビルダーだけではなく、多くのアスリートに人気です。アスリートでなくても、玄米にはヘルシーなイメージがあるので、積極的に食べている人は多いでしょう。

玄米を好んで食べている人はいいのですが、白米を食べたいけれど、健康のため、競技のために我慢して玄米を食べている人もいるはずです。では、玄米にするメリッ

トはどのくらいあるのでしょうか。みていきましょう。

玄米は、カロリーが白米より低く、ビタミンBやミネラル、食物繊維が豊富などといった説明をよく目にします。しかし、比べてみるとカロリーでは、お茶碗1杯分（150g）で、白米は234キロカロリー、糖質55・7g。玄米は228キロカロリー、糖質53・4gですから、ほぼ変わりません。

食物繊維では、白米2・3gに対して玄米は2・1g。ビタミンB群のなかで、差に開きがあるのはビタミンB_1で、白米が0・03mgに対し玄米は0・24mgです。

ビタミンB_1は数字のうえで差があるように見えますが、たとえ1mgの差があっても1000分の1gです。1gにも満たないのですから、話になりません。もし、**我慢して健康のため競技のためにと玄米を食べている方は、白米を食べてください。そして、おかずでビタミンやミネラル、食物繊維、タンパク質を調整すればいいのです。**

ビタミンB_1を摂りたいなら、豚肉がおすすめです。焼いた豚ヒレ肉のビタミンB_1含有量は100gあたり2・09㎎もあります。焼いた豚ヒレ肉13gを食べれば、玄米1膳の量と同じになります。

江戸時代、玄米食から白米食が江戸の人々に広がっていきます。それまでは、白米は身分の高い人しか食べられなかったものでした。その頃から奇妙な病気が流行り始めます。立てなくなったり、体調が悪くなる人が増えていき、亡くなる人も少なくなかったようです。

しかし、その人たちが、養生のため故郷へ帰ると嘘のように容体が回復していきます。それで、この病は「江戸わずらい」と呼ばれていました。これは後にビタミンB_1が不足することが原因の「脚気」という病気とわかりました。

現代では、ビタミンB_1といえば豚肉ですが、当時はいまのように流通していなかっ

白米と玄米の成分比較

茶碗1杯分（150g）あたり

	白米	玄米
エネルギー	234kcal	228kcal
タンパク質	3.8g	4.2g
脂質	0.5g	1.5g
炭水化物（糖質）	55.7g	53.4g
食物繊維	2.3g	2.1g
灰分（ミネラル）	0.2g	0.9g
ビタミンE	―――	0.8mg
ビタミンB_1	0.03mg	0.24mg
ビタミンB_2	0.02mg	0.03mg
ナイアシン	0.3mg	4.4mg
ビタミンB_6	0.03mg	0.32mg
葉酸	5μg	15μg
パントテン酸	0.38mg	0.98mg
ビオチン	0.8μg	3.8μg
ナトリウム	2mg	2mg
カリウム	44mg	140mg
カルシウム	5mg	11mg
マグネシウム	11mg	74mg
リン	51mg	200mg
鉄	0.2mg	0.9mg
亜鉛	0.9mg	1.2mg

出典：日本食品成分表2020年（八訂）

たので、玄米から白米に変えたところビタミン不足で脚気になる人が多くいたということです。ですから、豚肉が簡単に手に入るいまの時代、無理して玄米を食べる必要はないということ。もちろん玄米が好きというなら「ぜひどうぞ」と言えますが、健康やダイエットのために無理して食べているというなら、あまり意味はないかもしれません。

好き嫌いはなぜあるのか

私は結局のところ、**「食べたいものを食べる」というのが一番の健康の源**だと思っています。

人には好き嫌いがありますが、それは〝いまの自分の体には何が必要か〟というサインでもあるのです。たとえば子どものころはピーマンが嫌いだったけれど、成長して大人になると好きになった、ということはありますよね。あるいは、「今日はミルク入りコーヒーじゃなくてブラックコーヒーが飲みたいなあ」などと、日によって求める味が違ったりもします。

このように**私たちの体は、ちゃんとその時期、その日に必要なものを、嗅覚や味覚を通じて教えてくれている**のです。それが〝好き嫌い〟や〝個人の好み〟となって表れているのだと思われますから、頭で必要な栄養を考えて食べるのはかえって不健康と言えるかもしれません。

たとえば、子どものころはお酒を美味しいと思わなかったですよね。それは、子どものうちはまだアルコール分解酵素がちゃんと分泌されるようになっていないからです。私などは大人になったいまもアルコール分解酵素がありませんから、お酒を舐めてみても全く美味しいとは思えません。

〝好き嫌い〟というのは、結局のところ、体にとっての〝必要不必要〟ということ。同様に「今日は肉より魚の気分」というのも、やはり〝必要不必要〟なのです。

そう考えると、私たちが日々おこなっている「今日、何食べたい？」「そうだなあ……」というやり取りは、実はとても大事だということです。

発酵食品はなぜ美味しいのか

アミノ酸を語るうえで外せない、発酵食品についてもお話ししておきたいと思います。

たとえば、漬物は発酵食品ですが、何がすごいかというと、発酵させることによってただの白菜やきゅうりがあんなに美味しくなる、ということではないでしょうか。その理由は、アミノ酸の中でも、うまみ成分であるグルタミン酸が増えるからです。他にも、**発酵というプロセスは、食材に含まれる栄養成分を増やしてくれます**。生の野菜だと、そんなに多くは食べられませんが、漬物にするといくらでもいけてしまうのは、余分な水分が抜けて、栄養価も高くなったことで、体が欲するのかもしれません。

そもそも発酵食品が生まれたのは、風土に関係しています。発酵食品が多い産地では、湿度が高く、冬が長いために保存食として工夫したのがきっかけで始まった技法です。最初の目的は保存でしたが、結果的にうまみや栄養価がアップしたというのが面白いですよね。

発酵は、ある食材から全く別のものを生み出したりします。お米を発酵させてお酒を作ってしまうというのも、よく考えたらすごいことです。お米のままだと、とくに「いい香りだ」などとは感じませんが、お酒になると、あんなにもフルーティーな香りになるのですから。

甘いものを欲するワケ

昨今はダイエットにおいて、とにかく糖質が敵視されています。ですが、日本人でお米が嫌いな方は少ないのではないでしょうか。

糖質と言えば、10代の頃などは、甘いものがとにかく好きだったという人は多いはずです。それは、成長期の体はとくに糖質を欲しているからです。反対に年齢を重ねるとエネルギー代謝が落ちますから、10代の頃とは違って、甘いものや、ごはんの量は当然減っていきます。

しかし、大人になっても甘いものを多く欲する人がいます。それは、頭脳作業が中心の人です。**脳神経は活動エネルギーとして糖を多く必要とする**からです。私も書籍の執筆をおこなうようになってからは、昔とは考えられないくらい、ものすごくチョコレートを食べています。文章を作るというのは、想像以上に脳が大量のエネルギーを消費しているのでしょう。

人の体というのは、ちゃんと必要な分だけエネルギーを欲するようにできています。ですから本来は、ダイエットなどしなくとも過剰に太ることなどないのです。ものすごく太っていて、ほとんど動かずエネルギー消費もしていないのに、ピザを一度に5枚も食べる、というような人は、満腹中枢が働かなくなってしまっているから。その次元にならない限り、私たちは体重１００kgを超えるような過剰な太り方をすることはありません。

本来、人間の脳は、自分の脚で支えられるぐらいの太り方までしかコントロールできないのです。たとえば筋トレで１００kgのバーベルを持ち上げようとすると、頑強な男性でも苦しいですよね。１００kgを超える荷物を持つと、腰や膝を痛めてしまいます。

人間は、自分の生命をおびやかすような太り方はしないもの。ちゃんとその前に、胃もたれが起こって食欲をなくしたり下痢をしたりして、太り過ぎを自動的に防いでくれているのです。

怖いのは、食べ過ぎではなくリバウンド

ただし、リバウンドを繰り返すと、この〝生命をおびやかす太り方〟をしてしまう危険があります。ダイエットのために食事の量を少し減らしたり、脂っこいものを控えるようにする人は多いでしょう。そのくらいならいいのですが、**極端に栄養素を抜いてしまう方法は問題**です。

近年、ダイエットのために糖質を極端に制限する人が多く見受けられます。糖質を摂らないとエネルギーが作られず、エネルギーを作るために糖質の代わりに筋肉を分解してエネルギーを作ろうとする「糖新生」が起こり、筋肉がどんどん落ちてしまいます。人の体重の50%は骨格筋ですから、筋肉が減れば体重が落ちます。これが、

「糖質制限をすると体重が落ちます」の原理です。

しかしながら、脂肪を燃焼するところは筋肉なので、筋肉が落ちたことで、脂肪の燃焼効率が悪くなり、逆に落ちた筋肉のかわりに脂肪がどんどん増えていくようになります。これが、リバウンドの正体です。

余分な脂肪をとるために始めたダイエットなのに、糖質を制限↓筋肉が落ちる↓体重が落ちる↓でも脂肪が増える↓脂肪を燃焼する筋肉がない↓ますます太る、という悪循環に陥ります。**リバウンドを繰り返せば繰り返すほど筋肉が落ちて、やせにくい体になってしまう**のです。

やせるといっても、体重を落とすだけなら簡単です。なるべく食べなければいいのですから。でもそのやせ方では、体重が落ちていくものの病的に見えたり、老けて見えたりもします。

実はそのやせ方、栄養失調になっただけです。

筋肉がなくなって、体重だけが落ちます。そして体力もなくなり、免疫力もどんどん落ちていきます。いいことはひとつもありません。

私がおすすめしているダイエットは「やせる」ではなく「引き締める」です。大切な筋肉は落とさずに、脂肪だけを落とすやり方です。

リバウンドせずにやせるには、ランニングよりも筋トレのほうがおすすめです。たしかに長時間走れば脂肪は落ちていきます。が、同時に筋肉も落ちていくのです。まさに、マラソン選手の細い体型になるということ。それよりは、筋肉を増やすトレーニングをしたほうが、太りにくくなります。

ただ、ランニングでも筋肉を落とさず、脂肪を落とす方法もあります。それは、ランニングを30～50分くらいまでにとどめることです。これは、研究でも明らかになっています。

長距離走の選手は、大量のタンパク質と糖質、その他にコレステロールを摂取しています。筋肉を作るにはタンパク質のもとであるアミノ酸が必要で、練習後の細胞の修復を早めるには、細胞膜を作るコレステロールも必要です。それら筋肉細胞を動かす糖質は、一番欠かせません。その**アミノ酸とコレステロールを豊富に含むのが、赤身の肉**です。

シドニーオリンピックのマラソンで金メダルをとった高橋尚子さんは、ステーキ2kgを食べられる胃袋の持ち主として知られています。アテネオリンピックで金メダルをとった野口みずきさんも、試合の前日には必ずステーキを食べていたそう。

それくらい食べないと、42㎞も走るのに必要な細胞を修復するコレステロールが足りなくなってしまうのです。コレステロールは細胞や血管を元気に維持していくために欠かせない栄養分ですが、マラソン選手のほとんどは体脂肪率が1ケタしかありません。コレステロールは私たちの体の脂肪からも作られますが、選手たちにはコレステロールを作り出すだけの脂肪がない。だから食べ物から摂取しないと体がもたないのです。

昨今は何かとコレステロールが敵視されていますが、体にとっては絶対に必要なもの。アミノ酸同様、しっかりと摂取してほしいと思います。

脂を食べたいなら食べるべし

糖質と同様、ダイエッターたちに敬遠されがちなのが〝脂〟です。でもここはハッキリとお伝えします。**脂だけで太ることはありません！**

というのも、脂を摂取したらそのまま中性脂肪になるわけではないからです。

脂は、私たちの活動エネルギーと、細胞やホルモンなどを作るコレステロールへと変換されます。むしろ、私たちの体の土台を作ってくれていると言えるでしょう。

脂は、土台を作る以上の量はいらないというのも確かです。その証拠に私たちは、そんなに大量に脂っこいものを食べることができませんよね。たとえばオリーブオイルが体にいいと言われても、コップ一杯飲むことはできませんし、脂身だらけのお肉も、美味しいのは最初の数口で、すぐにしつこく感じ始めると思います。

脂身が好きなら、食べられる分は食べていいのです。しかし昨今はダイエットや健康ブームのため、ロース肉より脂身の少ないヒレ肉のほうが好まれる傾向にあります。**もちろんヒレ肉が好きならいいのですが、ダイエットのために我慢して食べているのなら、残念ながらあまり意味のない努力かもしれません。**

ロース肉の脂身はオレイン酸を多く含んでいますが、オレイン酸というのはオリーブオイルの主成分と同じです。つまり、余分な中性脂肪やＬＤＬコレステロールを抑えてくれるなど、良い作用がいっぱいある脂ということ。

同様に豚の脂肪から精製されたラードも、体に良いということ。かつてはラードでカツやコロッケを揚げていたのですが、いつの頃からか、動物性の油は体に悪いという風潮が生まれ、植物性油を使うようになってしまいました。

野菜炒めやチャーハンも、ラードで炒めると圧倒的に美味しくなります。それは私たちの本能が「体を整える良い脂」を必要としている証だと思うのです。

ラードが体に悪いと言われる理由の一つが、ラードは常温で固まるから体の中でも固まって脂肪になりやすい、というものです。が、私たちの体温はそんなに低くありません。

何よりラードが体に悪いなら、同じオレイン酸を主成分とするオリーブオイルも体に悪いということになってしまいます。このことからも、ラードをよくないとするのは根拠のうすい理論だということがわかると思います。悪いのはどんなものであれ、摂りすぎてしまうことなのです。

イベリコ豚は美味しいと大変人気ですが、それはなぜかというと、オレイン酸の含有量が他の豚肉より高いからです。ものによってはオリーブオイルより高いほど。つまり、**人間の体にとって良いものだから、私たちはイベリコ豚を美味しいと感じるのです。**

人の体というのは面白いもので、いま、自分の体に足りていない成分を補ってくれるものを、美味しいと感じるのです。お腹が減っているときは焼肉を「いいにおい〜」と感じますが、お腹がいっぱいのときに焼肉屋の前を通っても「うっぷ」となりますよね。

同じにおいなのに、体の状態によってちゃんと「必要」「不必要」を、嗅覚を通して伝えてくれているわけです。

食欲がなくなるのは生命危機のサイン!?

反対に食欲が落ちるというのはどういうことなのでしょう？　それは、**体にとって食べることの優先順位が下がっている**、ということです。

たとえば皆さんは、風邪をひいたり、ものすごく疲れていたりするときは、どうなるでしょう？　おそらく食欲よりも、睡眠欲が勝つのではないでしょうか。帰りの電車でウトウトしたり、家に着くと着替える余力もなく寝てしまったり。まず寝ることによって、体を回復させようとするはず。そうして少し回復してから、ようやく食欲というものが起こってくるのです。

栄養は多少足りなくとも、私たちの体は筋肉を分解してでもエネルギーを捻出しますから、大丈夫なのです。それよりも疲労を回復したり、病気を治したりすることが先決。そこで体は、食欲を止めて「寝て体を修復しなさい」という指令を出してくれるのです。


私の友人に山岳部に所属していた男性がいました。彼はときどき、3ヵ月ぐらい山にこもっていたのですが、そうすると極限状態で生きているので、だんだんと生命維持に必要のないさまざまな機能が止まり始める、ということを話していました。

まず性欲がなくなり、食欲がなくなり、だんだんと脳も働かなくなってくるそう。だから忘れてはいけないことは必ずメモをとるようにしていたと言います。

この話を聞いたとき、私は非常に面白いなと思ったものです。たしかに性欲というのは、生きるか死ぬかとなったときには、優先順位が下がってくるものでしょう。

食欲も同じ。「それよりも寝なさい」ということです。私たちは普段、体が元気なときは10時間も寝たらもう眠れなくなってしまうと思います。でも病気のときは、昼間に寝ていても、夜に眠れなくなることはありません。

これは、うつのときも同じ。心が疲れきって生命の危険があるから寝て回復しなさい、というサインですから、無理に頑張る必要はないのです。

睡眠と筋肉

生命の危機に陥ると睡眠が優先されるとお話ししましたが、これはスポーツ選手の睡眠を見ると明らかです。

私は以前、バスケットボールのBリーグに呼ばれて講演をしたことがあるのですが、そこで睡眠と筋肉の回復についてお話しさせていただきました。

激しい運動をした後、筋肉が回復するには10時間ほどの睡眠が必要です。普通の生活を送っただけなら睡眠は7時間程度で大丈夫ですが、彼らは激しい運動をして、ある意味筋肉をぶっ壊していますから、睡眠時間を長くとらないと修復作業が追いつかないのです。

けれど実際は、しっかりと寝ていない選手も多いことでしょう。そして回復しきらないままトレーニングや試合をして、けがをしてしまうことがあるのです。

サッカーのクリスティアーノ・ロナウド選手は、試合の後は12時間寝ている、と言っていました。それだけの睡眠時間を確保するために移動中も常に寝ている、と。

彼はそうやって筋肉を回復させ、一流のプレーを維持しているわけです。「**だから**

皆さんも絶対に10時間は寝てください!」と、私はその講演で強く説かせていただきました。

年をとるとどんどん睡眠時間が短くなってくるものです。お年寄りからは、寝たくても寝られず、4～5時間の睡眠でパッチリと目が覚めてしまう、という話をよく聞きます。

これは、スポーツ選手とは逆で、**筋肉の損傷がほとんど起こっていないからです。**若いときと違って代謝が少なく、壊れる細胞があまりないので修復時間もたくさんいらないのです。「私、いつも3時には目が覚めるの」というような人は、そこでもう修復が完了しているということ。

十代の頃あんなにも起きるのが辛かったのは、代謝量が多く修復時間が足りていなかったから。本当は、もっと寝ていなければならなかったのです。だから授業中にウトウトするのは、先生には怒られますが、生理学的には当たり前の行動だったというわけです（笑）。

眠れないならストレッチをすべし！

だからこそ、年をとって眠れなくなってきた人ほどしっかり動くことが必要です。できれば、**毎日軽い筋トレをおこなってください。**そうすると筋肉が多少なりとも破壊されますから、しっかり眠れるようになります。それだけでなく筋肉回復のためにアミノ酸が必要になりますから、肉などのタンパク質を美味しく味わえるようになるでしょう。タンパク質を摂れば、筋肉も強くなります。それを筋トレで破壊して、また再生させ……と、好循環でどんどん元気になっていくはずです。

病院で「眠れない」と相談すると、すぐに「では薬を出しますね」と簡単に睡眠薬や睡眠導入剤が処方されてしまいます。**本当は、少しでも運動して「体を疲れさせれば」自然と眠たくなるのに……。**

でも薬で一応眠れてしまうので、結局運動はしません。そして変わらず筋肉の修復時間は短いまま。朝早く目が覚めてしまい、食欲もないまま。このマイナスの循環に陥ってしまっている人が、本当に多いのが実情です。

しかし逆に言えば、スタート地点である運動さえおこなえば、睡眠も食欲も両方回復する可能性が高いということ。

そこでおすすめなのがストレッチです。

ストレッチは、普段は使わない筋肉も広く動かす運動です。ヨガもそうですが、普段ならこんな動きは絶対にしない、というのがストレッチ。筋トレはどちらかというと筋肉の収縮がメインの運動ですが、ストレッチは筋肉を伸ばしますから。

筋トレがなかなかできない方にストレッチはおすすめです。本当ならば、筋トレとストレッチの両方をおこなってほしいと思いますが、年をとると筋トレはきつい……という方も多いことでしょう。

でもストレッチなら、筋力が落ちている方でも簡単にできると思いますので、**まずは短い時間でもいいのでストレッチを始めてみてください。** きっと、体調の変化を感じていただけることと思います。

第4章

不調別　アミノ酸メニュー

何を食べればいいの？

これまでアミノ酸についていろいろとお話ししてきました。が、皆さんからすれば、「で、結局何を食べればいいの？」と思っていることでしょう。小難しいことはいいから、「これを食べれば不調が改善するというメニューを教えてほしい」というのが本音だと思います。

もちろん**20種類のアミノ酸をバランスよく含む卵や豚肉、牛乳などを毎日摂取することが一番のおすすめです。**

しかし、人によっては、「とくに肌を綺麗にしたい」「血圧を下げたい」、あるいは「メンタルの落ち込みを改善したい」など、ピンポイントに改善したい不調があるはず。できるなら、そういった不調別にアミノ酸を効果的に摂取したいものですよね。

そこで、この章では、不調のタイプ別におすすめのアミノ酸メニューを紹介したいと思います。

20種類のアミノ酸には、それぞれ固有の効能があります。食材によっては、20種類のアミノ酸がバランスよく入っていなくても、何か一つが突出して多く含まれているものもあります。そういう食材の場合、他の食材で上手に足りないアミノ酸を補ってあげれば、突出しているアミノ酸を効果的に働かせることができるでしょう。

ここで紹介するメニューは、そういった作用を考慮しながら、私が考えたものです。あくまで参考例の一つにすぎませんが、当てはまる不調を抱えている人は、ぜひ、日々の食事に取り入れてみてください。

●イライラ、ストレス過多の人は　↓　豚汁

豚肉に含まれるトリプトファンというアミノ酸は、神経伝達物質の材料です。鎮静作用があり、イライラや怒りなどの興奮した感情を落ち着かせてくれます。

またみそには、アミノ酸の一種でＧＡＢＡという栄養成分が豊富に含まれています。ＧＡＢＡは精神を安定させる神経伝達物質。通常、大豆は発酵させることでＧＡＢＡの量が増えますので、みそは非常におすすめです。

トリプトファンとＧＡＢＡという、鎮静と精神安定作用がある豚汁を飲むことで、きっとピリピリした神経も落ち着くのではないでしょうか。

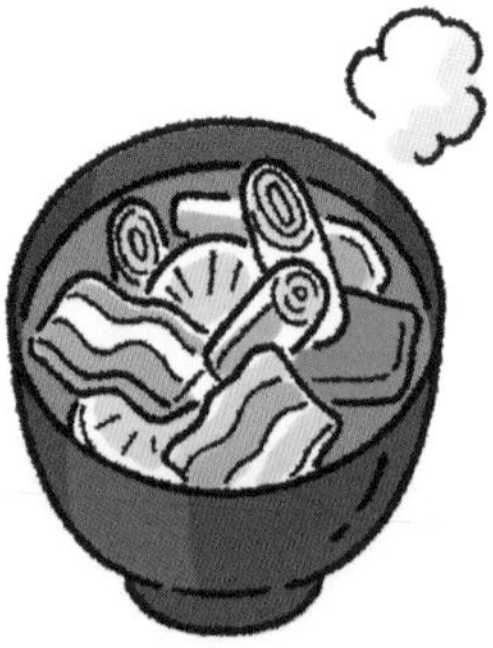

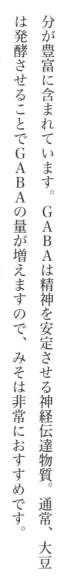

●心配や不安を解消したい人は　↓　たらこパスタ

心配や不安が尽きないのは、感情のコントロールをしてくれるセロトニンが不足している可能性があります。セロトニンの材料であるトリプトファンを多く含んでいるのは小麦粉。**小麦粉からできたパスタを食べて、セロトニンを摂取しましょう。**

具材をタラコにすることで、セリンというアミノ酸が加わります。セリンは生活のリズムや脳の働きをサポートする働きがあるので、心配や不安を和らげる効果が期待できるでしょう。

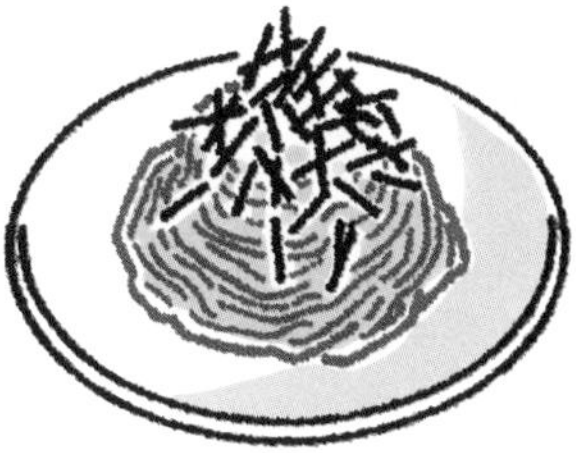

●どうにもやる気が出ない人は　→　鶏胸肉の唐揚げ

鶏の胸肉にはフェニルアラニンといって、ドーパミンなど神経伝達物質の材料となるアミノ酸が含まれています。フェニルアラニンは記憶力を高める効果や、やる気をアップさせる効果を持っています。

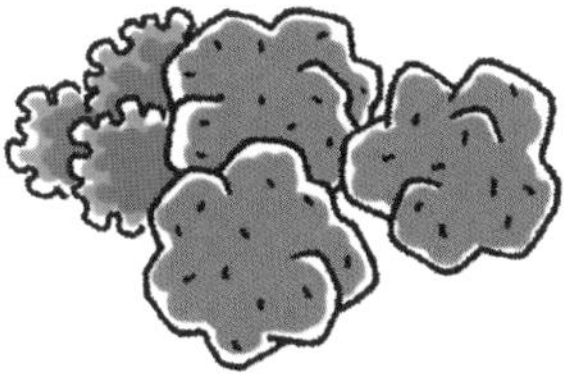

胸肉は淡泊で物足りなさを感じるかもしれません。そこで下味をつけて食べる**唐揚げ**などの調理法でいただくのがおすすめです。

●**認知症を予防して、脳を元気にしたい人は　↓　お好み焼き**

アルツハイマー型認知症は、記憶や認知機能を正常に保つアセチルコリンという神経伝達物質が減少することで、記憶力や学習機能が低下して発症します。したがって、認知症予防には、神経細胞の材料で、アセチルコリンを増やす効果のあるセリンが重要です。

また、グルタミン酸は、記憶や学習といった脳の機能に関わるアミノ酸で、「頭の良くなる栄養素」として知られています。

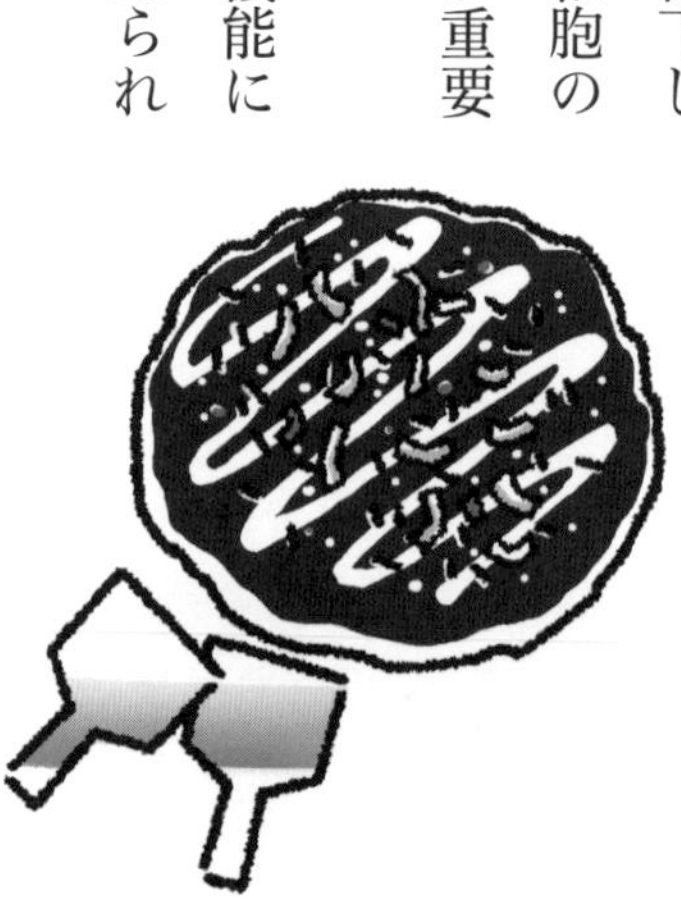

グルタミン酸は小麦粉にダントツで多く含まれていて、セリンはカツオに豊富です。**お好み焼き**に、これでもかというくらい、**かつお節をかけて**お召し上がりください。

●お酒を飲み過ぎてしまった人は　↓　豚の生姜焼き

お酒の飲み過ぎには、メチオニンを多めに摂取すると良いでしょう。メチオニンは肝臓で毒素や老廃物を排出し、代謝を高めるという作用があるため、二日酔いの薬にも入っている成分です。豚肉はメチオニンがたっぷり入っているのはもちろん、すべてのアミノ酸がバランスよく入っていますから、お酒とつまみだけで、あまり食べないという人には大変おすすめの食材です。

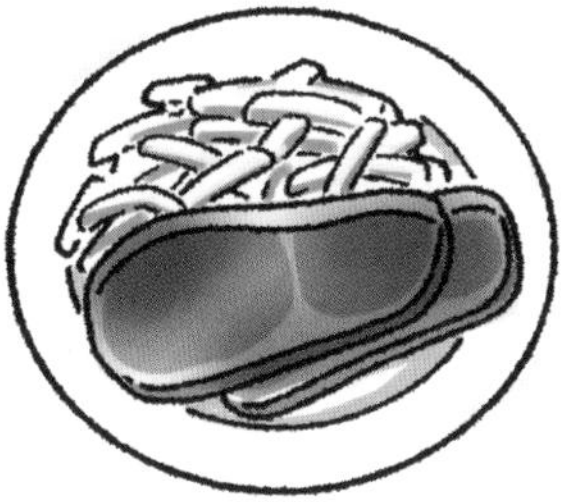

また、摂取したアルコールは、肝臓でアセトアルデヒドとい

う有害成分になった後、酢酸という無害なものへと分解されますが、このアセトアルデヒドを分解するときに活躍するのが、システインというアミノ酸です。システインは野菜ではタマネギに豊富に含まれています。つまり**豚肉とタマネギが入った豚の生姜焼きは、肝臓の解毒に最強な一品**なのです。

●寝つきが悪くて悩んでいる人は　↓　えびグラタン、バナナシェイク

寝つきが悪い人には2タイプいます。深部体温が上がったままで下がりにくいというタイプと、メラトニンという睡眠に大きく関係するホルモンが分泌されにくいタイプです。

深部体温が下がりにくい人の場合は、グリシンというアミノ酸の摂取がおすすめ。グリシンは運動・感覚など体の調整をおこなってくれる成分。体温調節もスムーズにしてくれることが期待できます。

グリシンはえびや豚肉、また豆乳などに多く含まれています。ですから**不眠症の方は、豆乳を使ったえびグラタンという夜ごはんにしてみてはいかがでしょう。**

メラトニンを上手く作ることができなくて寝つきが悪くなっている人は、メラトニン産生を高めることが必要です。

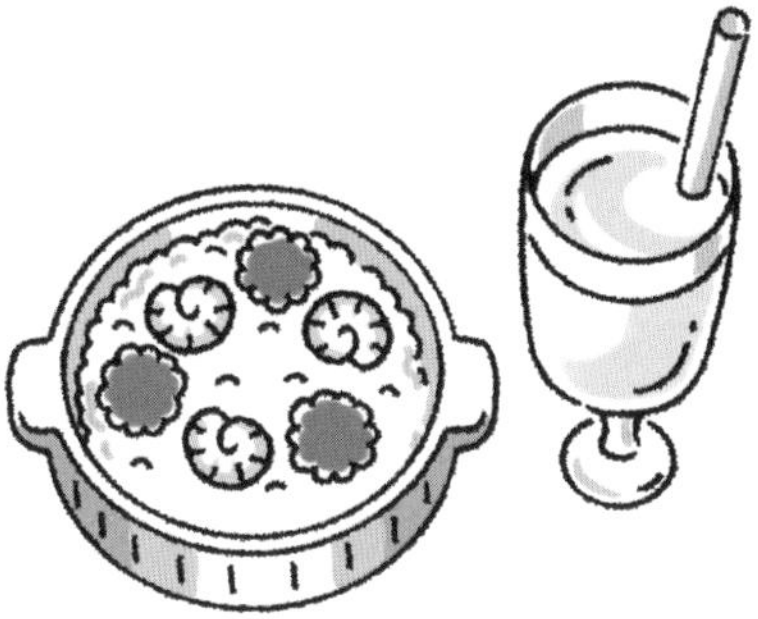

メラトニンは、午前中にセロトニンというホルモンがしっかり分泌されると、夜になったときしっかり分泌されます。ですから、メラトニン分泌にはセロトニンを作ることが必要。そしてそのセロトニンに必要なのが、トリプトファンというアミノ酸と、ビタミンB_6です。

ビタミンB_6はバナナにたっぷり入っているので、**トリプトファンが豊富な牛乳でシェイクやミックスジュース**にすれば、両方の成分を効率よく摂取できます。

●ダイエットしたい、体を引き締めたい人は　→　茶碗蒸し

食欲を抑制するアミノ酸はロイシンです。筋肉を作るサポートをする役割も果たすので、筋肉を増やして体を引き締め、やせにくい体を作るのにも重要です。また、脂肪細胞からの脂肪分解を促進するアミノ酸として、ヒスチジンも意識して摂るといいでしょう。

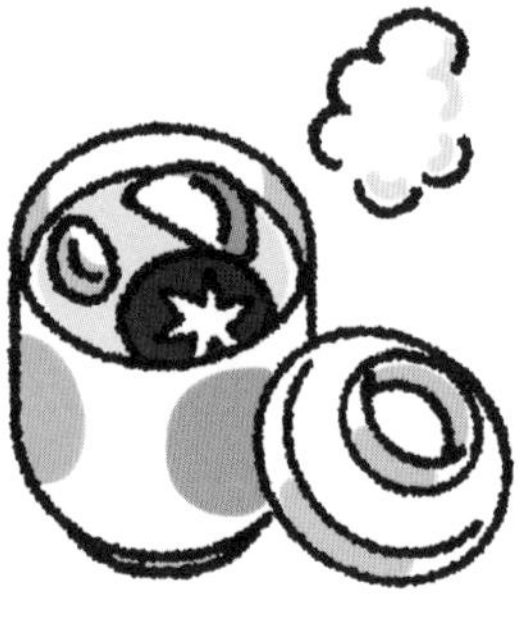

ロイシンは肉や卵に多く含まれ、ヒスチジンはカツオに豊富です。あわせて摂るのにおすすめなのが、**かつお節のだしを使った茶碗蒸し**。具材に鶏胸肉を使えば、スレオニンが脂肪の蓄積を防いでくれます。ダイエットと、体を引き締める効果が期待できます。

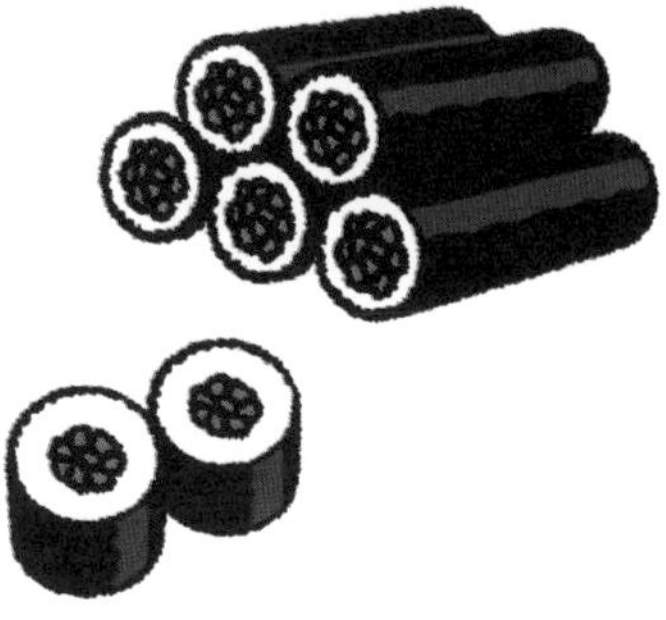

●筋肉を増やしたい人は　↓　納豆巻き

筋肉の強化に効果的なアミノ酸といえば、バリンです。大豆などに多く含まれています。筋肉の分解を抑制するアミノ酸としては、アラニンが効果的です。アラニンは海苔などから摂取することができます。大豆と海苔をまとめて摂るには、**納豆巻き**がシンプルです。

●持久力を高めたい人は　↓　レバー串（タレ）

レバーに多く含まれているアラニンは、持久力を高めるアミノ酸です。アラニンが体に十分あれば、たとえ長時間の運動をしてエネルギーが不足しても、血糖値を上昇させるホルモン「グルカゴン」の分泌を促してくれます。

したがって、おすすめは**レバー串で**、塩よりタレが良いでしょう。というのも、醤油にはアスパラギンが多く、グリコーゲンの生成を促進して、持久力を高める働きがあるからです。

昔の人は休憩時にタレをかけたみたらし団子を食べて長距離を歩いていましたが、アミノ酸の視点でみれば効果的な栄養補給だったというわけです。

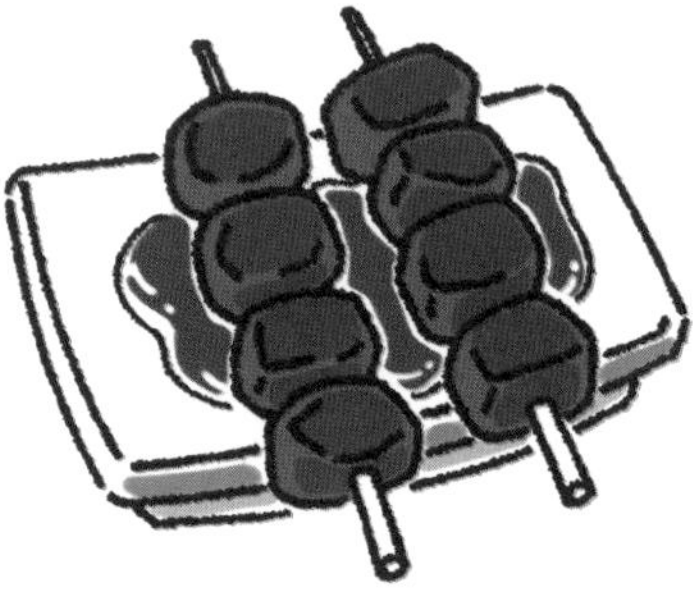

●風邪や感染症予防を徹底したい人は　↓　カツオのたたき

風邪や感染症の予防には免疫力を上げることが必須。アミノ酸のヒスチジンは白血球産生に関わっている大事な栄養素です。マグロやカツオといった赤身魚に多く含まれています。

カツオのたたきにしていただけば、風邪に効果的な栄養素

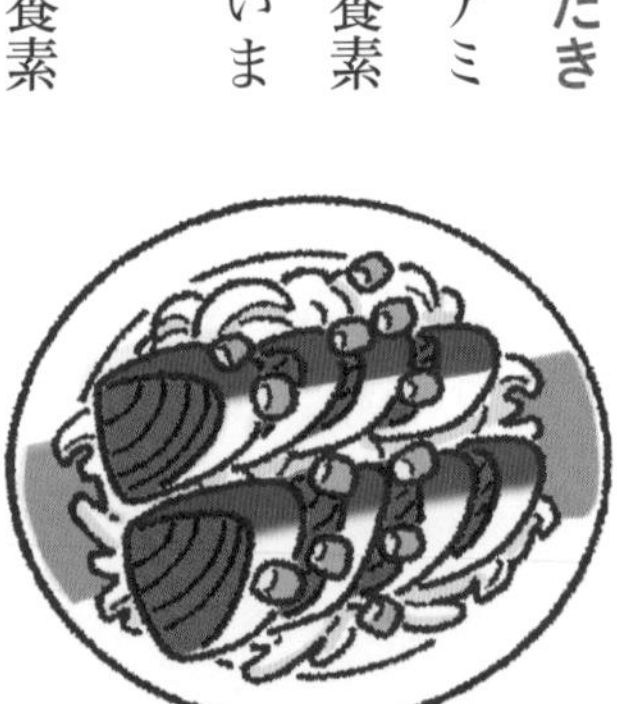

のアリシンをもつネギやニンニク、また生姜といった薬味も一緒に摂れるので、免疫力アップには非常に良いでしょう。

●がん、糖尿病予防に努めたい人は　↓　赤みそのみそ汁

がん予防で鍵となるのはメラノイジンという成分です。メラノイジンはアミノ酸ではなく、アミノ酸と糖を一緒に加熱するとできる結合物質です。タマネギを炒めたり砂糖を焦がしたりしたときに飴色になりますが、この飴色の物質がメラノイジンなのです。

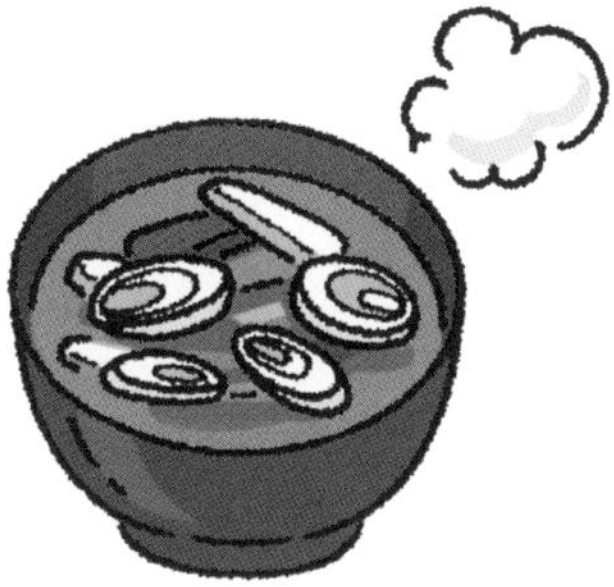

このメラノイジンを多く含んでいるのが**赤みそ**です。調べてみると、赤みそを日本一消費する愛知県は、糖尿病患者数が非常に少ないというデータがあります。金沢医科大学でもメラノイジンと糖尿病抑制の研究論文が発表されています。

さらに、メラノイジンには、がんの要因の一つと言われる活性酸素を消去する強力な抗酸化作用があることがわかっています。とくに、胃がんの発がん物質であるニトロソアミンをおさえる効果がある、という論文も発表されていますから、**がんや糖尿病予防には、毎日一杯の赤みそ汁をおすすめします。**

●高血圧を改善したい人は　↓　無調整豆乳

高血圧に良い成分としては、お酢に含まれる酢酸、ホウレンソウや芋類に含まれるカリウムがよく知られていますが、アミノ酸ではアルギニンがおすすめです。

アルギニンは、血管を柔らかくしてくれる「NO（一酸化窒素）」の産生を活性化してくれる効果があります。**無調整豆乳に多く含まれていますので、のどが渇いたときのドリンクとして飲むのも良い**でしょう。

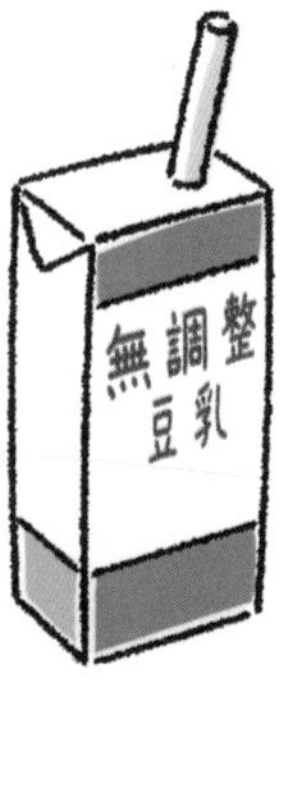

調整豆乳だと含有量が減ってしまいますので、無調整豆乳を飲むようにしてください。

●LDLコレステロール値を下げたい人は　→　ロースカツ

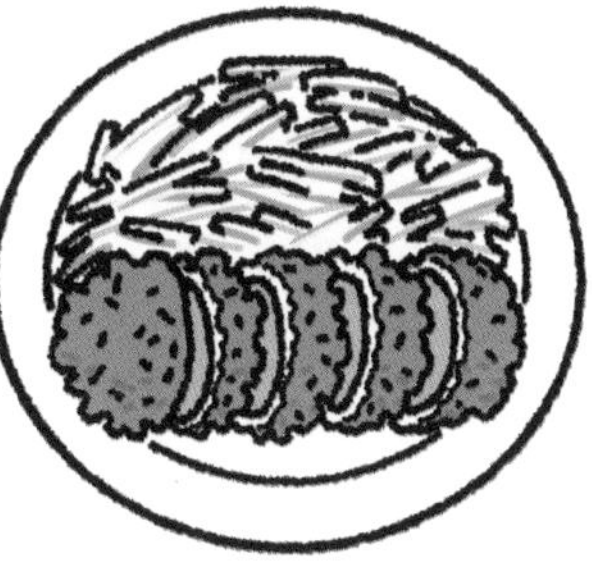

コレステロールについては、心配しなくていいという話をしました。コレステロールは細胞を修復して若返らせる作用があり、細胞や血管を維持していくのに欠かせない栄養素ですから、意識して摂取する必要があります。とはいえ、やっぱり気にされる方も多いようです。

そこで、コレステロールを気にして食べるのを控えるのではなく、コレステロール摂取は気にせずに「悪玉のLDLだけ減らして善玉のHDLを増やす」ことを考えてみてはいかがでしょうか。

そんな都合の良い食材が……、実はあるんです。第3章でもご紹介したオレイン酸で、ＬＤＬコレステロール値の降下作用があります。オレイン酸が多いのは豚の脂身（ラード）です。**ロースカツ**は、豚肉の赤身でコレステロールを摂取し、脂身でオレイン酸を摂取できますので、まさに体の細胞を若返らせる食べ物です。

●中性脂肪を減らしたい人は　↓　イカとタコの黒酢カルパッチョ

中性脂肪を減らしたいなら、食事で摂らないことよりも、体内で脂肪を燃やしてくれるミトコンドリアを活性化したほうが、短期間でリタイアせずに長期的に続けられ、ダイエットにもつながります。

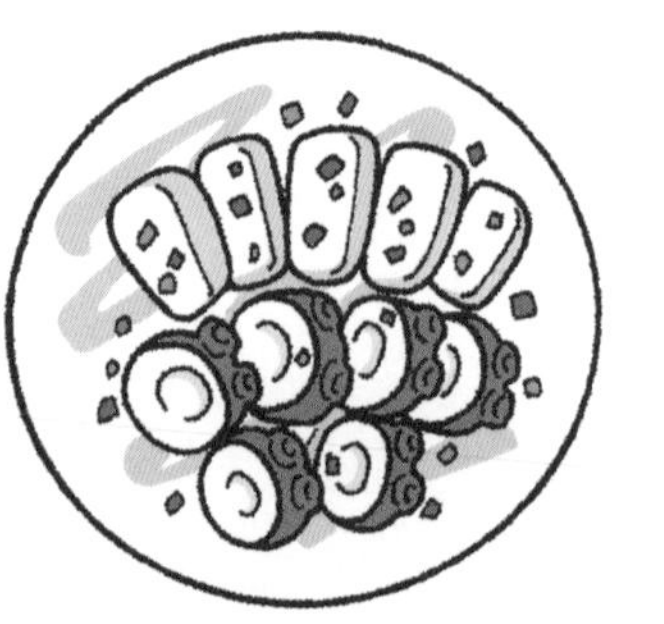

そのためには5－ALA（5－アミノレブリン酸）を摂りましょう。イカやタコ、黒酢に多く含まれていますので、あわせて**カルパッチョ**にするのがおすすめです。ミトコンドリアを活性化し、多くの脂質をエネルギーとして消費してくれるでしょう。

●肌のうるおいがないと感じている人は　→　豚足、ミミガー

美肌にはコラーゲンと言われますが、そのコラーゲンの鍵を握るのが、非必須アミノ酸のプロリンとグリシンです。プロリンはグルタミン酸から合成されるコラーゲンの材料で、皮膚にうるおいをもたらす天然保湿成分・NMFの成分としても知られています。

またグリシンは、コラーゲンを構成する成分の3分の1を占めているほど、肌のうるおいには欠かせないアミノ酸です。

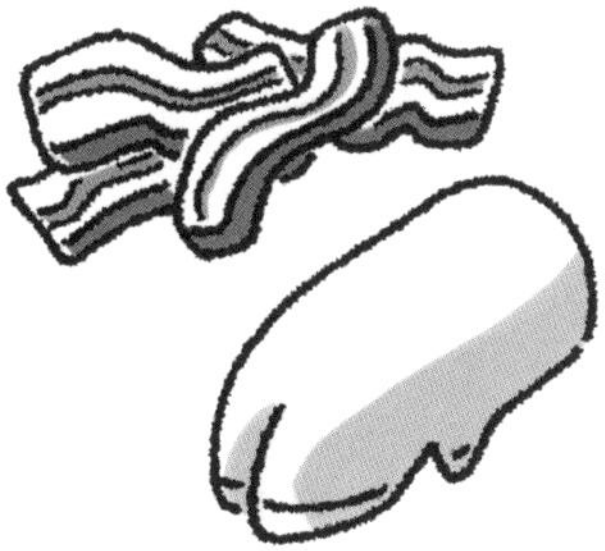

このプロリンとグリシンがたっぷり含まれているのが、豚の脂身。**豚の脂身が多い部分といえば、豚足やミミガー（豚耳）です。**苦手な人もいるかと思いますので、豚の脂身よりは含有量が落ちますが、鶏皮もプロリンとグリシンを含んでいますので、おすすめです。

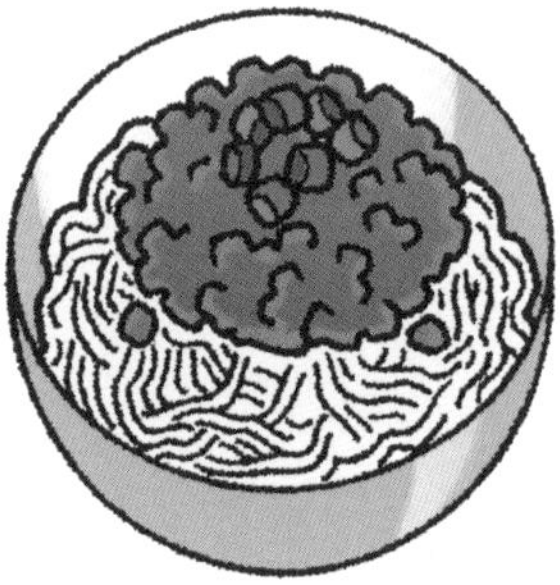

●髪の毛のトラブルが気がかりな人は　→　担々麺

豚肉に含まれているメチオニンは、肝臓の機能の維持に重要なアミノ酸です。不足すると、肝臓の機能が衰えて血中コレステロールが増加し、抜け毛を引き起こします。つまり、メチオニンは髪の毛の健康を保つアミノ酸として重要です。

また、シスチンは、髪の毛の成分であるケラチンを構成しています。

シスチンはゴマやピーナッツに多く含まれています。髪のバリア機能を高め、うるおいを閉じ込める働きがあります。

豚ひき肉とゴマやピーナッツを使った**担々麺**を食べることで、髪の毛トラブルのケアにつながります。

●美白肌になりたい人は　↓　ニラレバ炒め

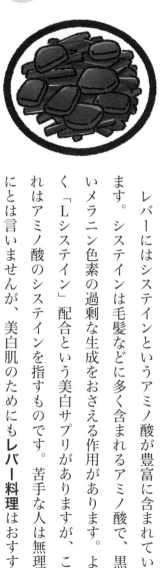

レバーにはシステインというアミノ酸が豊富に含まれています。システインは毛髪などに多く含まれるアミノ酸で、黒いメラニン色素の過剰な生成をおさえる作用があります。よく「Lシステイン」配合という美白サプリがありますが、これはアミノ酸のシステインを指すものです。苦手な人は無理にとは言いませんが、美白肌のためにも**レバー料理**はおすす

めです。

余談ですが、漫画『天才バカボン』（赤塚不二夫作）で有名なバカボンのパパは、レバニラが大好きです。子供の頃、『天才バカボン』の漫画を読んだ私は、「レバニラとは一体どんな食べ物なんだろう？」と思ったことを覚えています。もともとの呼び方は「ニラレバ」なのですが、テレビの中でも「レバニラ炒め」の台詞が何回も繰り返されたことから「レバニラ」の方が認知されたようです。大学で東京に来たときに、初めてレバニラを食べて、「なんて旨いんだ！」と驚いたのを覚えています。

●腰痛に悩んでいる人は　↓　親子丼

腰痛は周囲の筋肉が弱くなり起こることが多いため、筋肉の衰弱を防ぎ、筋肉を作るアミノ酸が必要です。とくに重要なのは、バリン、ロイシン、イソロイシンの「B

CAA」です。

BCAAが多いのは、肉類と卵なので、あわせて食べられる**親子丼**がおすすめ。BCAAは筋肉痛を軽減させる働きもあり、肩こりにも効果があります。

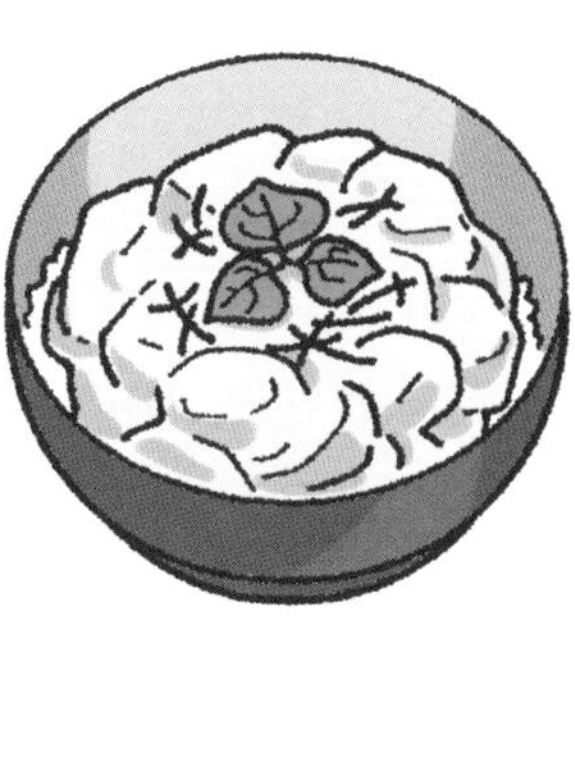

●慢性疲労に悩んでいる人は　↓　アスパラのベーコン巻き

アミノ酸のアスパラギン酸は新陳代謝を向上させ、体の疲労を回復させてくれる作用があります。その名のとおりアスパラガスから見つかったアミノ酸なので、アスパラガスに多く含有されています。

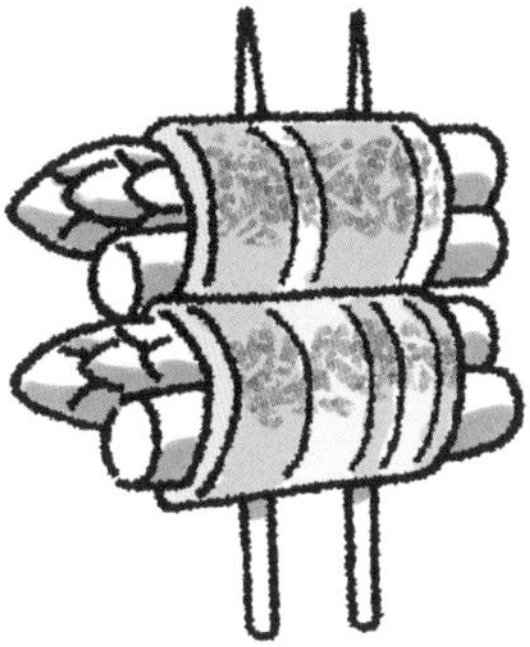

アスパラガスだけ食べても、もちろんかまいませんが、プラスしてアミノ酸スコア100の豚肉と一緒に食べたほ

うが、より体に良いでしょう。

アスパラのベーコン巻きは非常に人気の一品ですが、栄養学的に理にかなっているから、私たちはあんなにも美味しいと感じるのかもしれませんね。

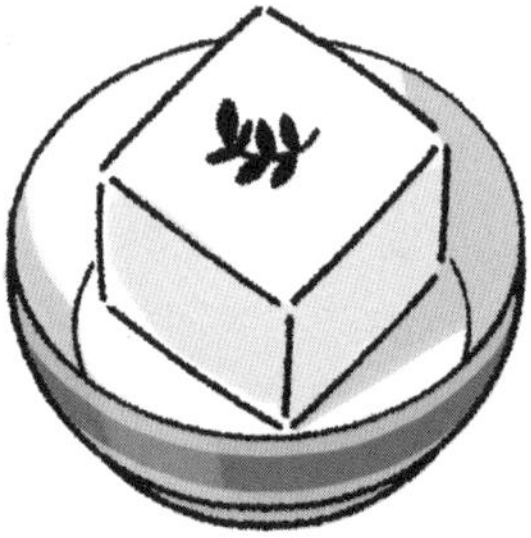

●血液をサラサラにしたい人は　↓　冷や奴できまり！

豆腐には、血管を柔軟にするNO（一酸化窒素）の原料であるアルギニンが多く含まれていて、血流を良くしてくれます。そこにかつお節をかければ、末梢血管の血流を良くするグリシンが加わります。

血液サラサラレシピは、**冷や奴**で決まりですね。

参考文献

1. ギャバ（GABA）の効能と有効摂取量に関する文献的考察　佐々木泰弘、河野元信（美味技術研究会誌No.15　32－37　2010年）

2. 加齢に伴う脳機能の変動におけるオルニチン摂取の役割　早瀬和利、辻岡和代、横越英彦（科学研究費助成事業　研究成果報告書　平成28年5月31日）

3. レーニンジャーの新生化学　第5版　廣川節男（廣川書店　339－392、769－828、1337－1341、1566－1570　2010年）

加藤　雅俊（かとう・まさとし）

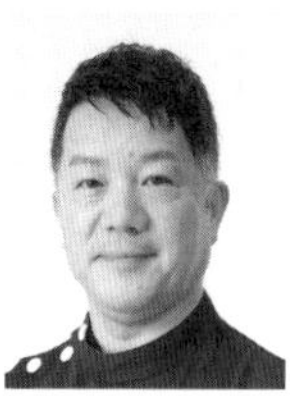

薬剤師 薬学研究者
ミッツ・エンタープライズ㈱代表取締役社長
JHT日本ホリスティックセラピー協会会長
JHT日本ホリスティックセラピストアカデミー校長

薬に頼らずに、食事や運動、東洋医学など、多方面から症状にアプローチする「ホリスティック」という考え方を日本で初めて提唱。現在もその第一人者である。大学卒業後、ロシュ・ダイアグノスティックス株式会社に入社。研究所で血液関連の研究開発に携わるなかで、体だけでなく心も不調になることがあり、両方が健やかでないと、人間が本来持つ「自然治癒力」は働かないことに気づく。それをきっかけに、“食事＋運動＋心のケア”を通じ、「薬に頼らず若々しく健康でいられる方法」を研究し始める。1995年、予防医療を志し起業。「心と体の両方」を診るサロンやセラピスト養成のためのアカデミーを展開。他に類を見ない「人間全体を包括的にみる医学」がテレビ・雑誌等で取り上げられ話題となり、モデルや女優の体内環境のケアを担当。プロ野球チームやアスリートのコンディショニングケアも行う。著書に『１日１分で血圧は下がる！　薬も減塩もいらない！』『血管を鍛えるとすべてよくなる！』（ともに講談社）など多数。著書累計発行部数は250万部を超える。

＜加藤雅俊に直接相談ができるWEBカラダ相談室＞
JHT日本ホリスティックセラピストアカデミー
http://www.jht-ac.com

YouTubeチャンネル「加藤雅俊の体内環境塾」

講談社の実用BOOK

ダイエットに　免疫力《めんえきりょく》アップに　疲労回復《ひろうかいふく》に！
こう食《た》べれば身体《からだ》が変《か》わる
アミノ酸《さん》食《しょく》事《じ》術《じゅつ》

2023年４月24日　第１刷発行

著　者――――加藤雅俊《かとうまさとし》

発行者――――鈴木章一
発行所――――株式会社　講談社
〒112-8001　東京都文京区音羽2-12-21
編集　☎03-5395-3560
販売　☎03-5395-4415
業務　☎03-5395-3615

イラスト――――須藤裕子
編集協力――――山本奈緒子
装　丁――――島内泰弘デザイン室
本文デザイン・組版―朝日メディアインターナショナル株式会社
印刷所――――株式会社新藤慶昌堂
製本所――――株式会社国宝社

N.D.C.498.5 175p 19cm
ISBN978-4-06-528575-6